JN208991

石川亮太郎

強迫症に対する認知行動療法ワークブック

安全・安心を求めるのが止められないトラップからの脱出

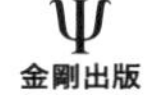
金剛出版

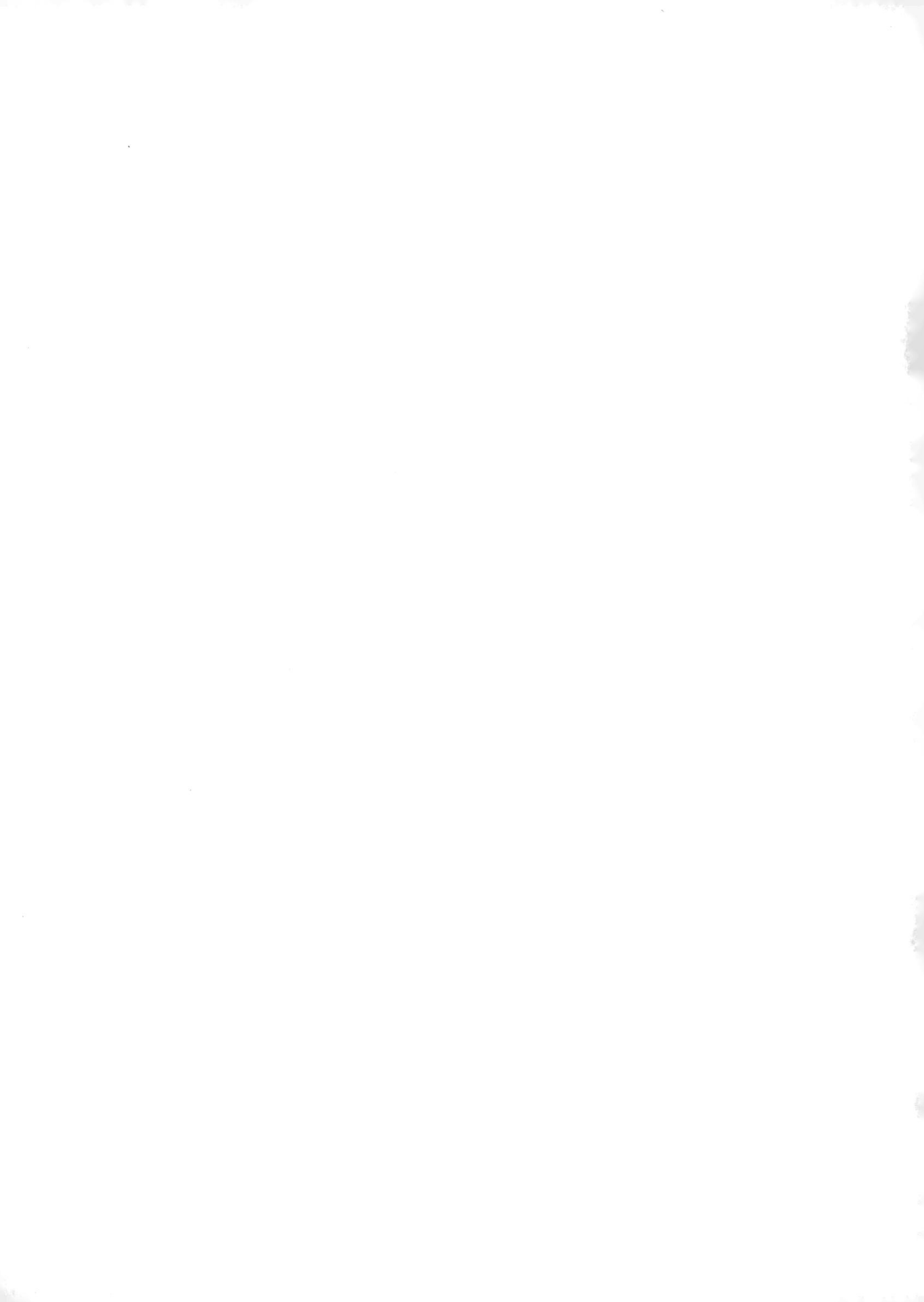

はじめに
読み方ガイド

1. 本書の特徴

1 強迫症に対する認知行動療法

強迫症は，万が一起こるかもしれない危険な出来事に関する考えが頭に浮かび，その危険な出来事が起こるのを防ごうとする強迫行為が止められない疾患です。この強迫症に対して最も広く有効性が認められている精神療法は，行動的アプローチに代表される曝露反応妨害法という手法です。さらに，強迫症を維持・悪化させている認知（考え方）に介入する認知療法も，強迫症に対して曝露反応妨害法と同等の効果があるといわれています（Ougrin, 2011)。行動は認知による影響を受け，反対に，認知も行動による影響を受けます。本書では，行動と認知の要素をバランスよく包含している認知行動療法のアプローチを紹介していきます。

2 強迫観念に対する有効なアプローチ

近年，洗浄強迫や確認強迫などの強迫行為に対する治療は，大きく進歩してきました。これらの症状には，特に曝露反応妨害法が有効です。一方，強迫症患者の約30％に該当する“強迫観念を主訴とするケース”に対しては，従来通りの方法では治療困難とされてきました（Rachman, 2003)。また，曝露反応妨害法に関するテキストの多くは，強迫行為をターゲットに作成されており，強迫観念に対する治療法は説明されていないか，あるいは補足的なものにとどまっています。これに対して，本書はRachman（2003）やMoritz（2010）を基に，強迫観念に対する有効なアプローチも複数紹介しています。

③ プランAからプランBへ（強迫行為から認知行動療法へのプラン変更）

多くの強迫行為は，強い不安や万が一起こるかもしれない危険を回避するためにおこなわれます。つまり，強迫症の当事者は，常に浮かぶ不安やリスクを解消するために，ある種の「対処法」だと思って，強迫行為をおこなうのです。それは強く意識していなくても，心のどこかで，「強迫行為は不安を軽減するための対処法だ」「やらないよりは，やったほうが安心だ」と考えている場合もあるかもしれません。しかし，いったん自分の生活を遠くから客観的に（メタな視点で）眺めて考えてみましょう。強迫行為という対処法をおこない続けた結果，あなたの不安は完全に消え，生活が楽になったでしょうか？　それとも，強迫行為という対処法を続けても，結局，不安は消えず，日常生活が強迫のことばかりになり，ますます苦しくなったでしょうか？　もし後者に該当するのなら，不安を消すために強迫行為をするという対処法をやめてみて，代わりに，別の対処法を試してみましょう。つまり，「不安が消えない」という問題に対して，プランA（強迫行為）をおこなうのではなく，プランB（別の対処法）を試すということです。本書は，あなたに認知行動療法というプランBを提案していきます。

2. 本書の使い方

本書は，複数の強迫症状のタイプごとに認知行動療法の手続きを記しています。順番通りに第1章から読み進めていく必要はなく，当事者の症状に対応している章から読んでも大丈夫です。各章の前半では，強迫症の心理学的メカニズムについて具体例を交えながら説明しています。後半では，強迫症を悪化させている認知（考え方）や行動の変容をねらうワークを紹介しています。特にワークは読むだけではなく，実際にやってみることが不可欠です。

① 当事者が，本書をご自身で読み進めていく場合

まず，自らの症状を評価（p.vii～）し，自分の強迫症のタイプを明確にしましょう。そして自身の強迫症タイプに応じて，各章を読み進めてみましょ

う。本書の内容を読み，強迫症の対処法を頭で理解することは大切ですが，それだけで強迫症が改善することは難しいでしょう。強迫症を改善させるには，実際に行動を変えてみる具体的なアクションが必要です。各章には，考え方や行動を変えることを目標とするワークが記載されていますので，ぜひ実践してみてください。

② 治療者／支援者が，当事者を治療する際に本書を使用する場合

アセスメント（p.vii～）をおこない，当事者の強迫症のタイプを選別してください。当事者の強迫症のタイプに応じて，各章を当事者と一緒に読み進めてみましょう。各節には，当事者自身が自分の考え方を見直したり，行動を変えたりすることを目標とするワークが記載されています。このワークを当事者と一緒に実践しながら，強迫症を改善させるために，何をしていけばいいのか話し合ってみましょう。基本的には，各章の最初のページから順番に読み進めていくことをおすすめしますが，治療者の裁量に応じて使用してください。1回のカウンセリングのなかで，1節のテーマを終えるくらいのペース配分をおすすめします。しかし，当事者のペースに応じて柔軟に変えても構いません。また，行動実験や曝露反応妨害法などの節に関しては，継続的に実践する必要がありますので，1回のみで終わらせないほうが良いでしょう。

③ 短期集中的に取り組むほうが効果的

認知行動療法は，週1回の治療（60分）を12回～16回くらいのペースで実施することが多く，他の精神療法と比べて短期集中的なアプローチです。強迫症による習慣を変えるためには，長期的に少しずつよりも，数カ月の期間内で集中的に変えるという目標をもって取り組んだほうが効果的です。「治療をはじめる！」と決めたのであれば，数カ月の期間，できるだけ毎日，本書に記載されているワークに集中的に取り組むことが大切です。

3. 強迫症のタイプと重症度を評価しよう

1 さまざまなタイプの強迫症状がある

強迫症にはさまざまなタイプがあります。一般的に知られているのは過剰な潔癖症で手洗いが止められなくなる不潔恐怖／洗浄強迫や，自宅の施錠やガスコンロの確認が止められない確認強迫の症状です。しかし，強迫症のなかには，強迫行為よりも，強迫観念を主訴とするケースがあります。これらの当事者は，頭のなかで不道徳な思考が頻繁に浮かんでしまうことに苦しんでいます。また，このタイプの強迫症の当事者は，頭から消えてくれない強迫観念を打ち消そうとしたり，中和しようとしたりする強迫行為をしており，それが止められせん。強迫観念を主とするタイプの強迫症は，強迫行為を主とするタイプの強迫症よりも研究が進んでいなかったのですが，本書では，強迫観念を主訴とする強迫症に対して有効なアプローチを紹介しています。

2 強迫症のタイプに合わせたアプローチが大切

一概に強迫症といっても，症状のタイプによってアプローチは少しずつ変わってきます。本書は，症状のタイプごとに，異なる認知行動療法のアプローチを紹介しています。そのためには，まずは当事者が苦しんでいる強迫症状がどのタイプなのか，評価（アセスメント）することが大切です。

次ページからの心理尺度（日本語版強迫尺度；Ishikawa et al., 2014）に回答し，合計得点を算出することで，各強迫症状の重症度がどの程度なのかを把握しましょう。

確認強迫の評価

過去1カ月を振り返り，これらの体験がどのくらい苦痛だったか，どのくらいあなたを悩ませたか，右側の数字をそれぞれひとつずつ選んでください。

0＝全くなかった　1＝少し　2＝中程度に　3＝とても　4＝非常に

はじめから理解していたとしても，何度か繰り返しいってもらうよう，私は他人に頼む	0	1	2	3	4
私は必要以上頻繁に物事を確認する	0	1	2	3	4
ドア，窓，引き出しなどを，私は繰り返し確認する	0	1	2	3	4
ガス栓や水道の蛇口を閉めた後，電気のスイッチを消した後で，私は繰り返し確認する	0	1	2	3	4
記入した用紙や文書などを私は確認し続ける	0	1	2	3	4
私は何度も何度も同じことを繰り返すため，仕事に遅れが生じる	0	1	2	3	4
何度も何度もしっくりくるまで，私は物事を繰り返さなければならない	0	1	2	3	4
誰にも危害を与えていないことを確認するために，私は元の場所に戻ることがある	0	1	2	3	4
火事を起こしかねないものは何でも，私は繰り返し確認する	0	1	2	3	4

強迫症者の平均点：14.58点
健常者の平均点：7.09点

上記の合計点が強迫症者の平均点程度に高かった場合は，確認強迫に悩まされている可能性が高いので，以下の章を読み進めてみるのが良いでしょう。

- 第1章　確認強迫に対する認知行動療法
- 第2章　加害恐怖を伴う確認強迫に対する認知行動療法

中和・儀式行為の評価

過去1カ月を振り返り，これらの体験がどのくらい苦痛だったか，どのくらいあなたを悩ませたか，右側の数字をそれぞれひとつずつ選んでください。

0＝全くなかった　1＝少し　2＝中程度に　3＝とても　4＝非常に

自分が何か間違ったことをしなかったか確認するため，過去の出来事や会話，行動を，私は頭のなかで思い返さなければならない	0	1	2	3	4
何かをしているときに，私は数を数えなければならない気がする	0	1	2	3	4
嫌な考えや気持ちを中和するため，私は祈らなければならない	0	1	2	3	4
私は特定の数字を繰り返さなければならない気がする	0	1	2	3	4
悪い考え，感情，行動をすっかり消し去るため，決まった言葉やフレーズを，私は頭のなかで繰り返さなければならない気がする	0	1	2	3	4
私は良い数字と悪い数字があると感じる	0	1	2	3	4

強迫症者の平均点：9.72点
健常者の平均点：2.93点

上記の合計点が強迫症者の平均点程度に高かった場合は，中和・儀式などの強迫行為や縁起強迫に悩まされている可能性が高いので，以下の章を読み進めてみるのが良いでしょう。

- 第3章　縁起強迫に対する認知行動療法
- 第4章　強迫観念に対する認知行動療法

強迫観念の評価

過去1カ月を振り返り，これらの体験がどのくらい苦痛だったか，どのくらいあなたを悩ませたか，右側の数字をそれぞれひとつずつ選んでください。

0＝全くなかった　1＝少し　2＝中程度に　3＝とても　4＝非常に

自分の意思に反して不快な考えが頭のなかに浮かび，私はその考えを取り除くことができない	0	1	2	3	4
知らず知らずに誰かを傷つけてしまった，という考えが浮かぶ	0	1	2	3	4
自分自身や他人を傷つけたいのかもしれない，という考えが浮かぶ	0	1	2	3	4
恥ずかしいことや有害なことを衝動的にやってしまうのではないかと，私は心配している	0	1	2	3	4
万が一コントロールを失ったときのことを考え，ナイフやハサミ，その他のとがったものをみると，私は動揺してしまう	0	1	2	3	4
私は，自分自身の考えをコントロールすることが難しい	0	1	2	3	4
自分の意思に反し頭のなかに入ってくる不快な考えに，私はうろたえてしまう	0	1	2	3	4
しばしば嫌な考えが浮かび，私はそれを取り除くことが難しい	0	1	2	3	4

強迫症者の平均点：15.28点
健常者の平均点：5.58点

上記の合計点が強迫症者の平均点程度に高かった場合は，強迫観念に悩まされている可能性が高いので，以下の章を読み進めてみるのが良いでしょう。

- 第4章　強迫観念に対する認知行動療法
- 第2章　加害恐怖を伴う確認強迫に対する認知行動療法

洗浄強迫の評価

過去1カ月を振り返り，これらの体験がどのくらい苦痛だったか，どのくらいあなたを悩ませたか，右側の数字をそれぞれひとつずつ選んでください。

0＝全くなかった　1＝少し　2＝中程度に　3＝とても　4＝非常に

身体から出る分泌物（汗，唾液，血液，尿など）に接触すると，自分の衣服が汚染されるかもしれない，何かしら自分の害になるかもしれないと私は思う	0	1	2	3	4
私は強迫的に洗ったり，きれいにしたりする	0	1	2	3	4
病気や汚染を恐れるため，私は公衆トイレの使用を避けている	0	1	2	3	4
私は清潔であることを過剰に気にかける	0	1	2	3	4
見知らぬ人や，特定の人が触ったと分かっているものに触れるのは難しい	0	1	2	3	4
私はゴミ箱や汚いものに触るのが難しい	0	1	2	3	4
汚れた気がするというだけの理由で，私はときどき，自分自身を洗ったり，きれいにしたりしなければならない	0	1	2	3	4
私は必要以上なほど頻繁に，もしくは長く手を洗う	0	1	2	3	4

強迫症者の平均点：14.48点
健常者の平均点：6.04点

上記の合計点が強迫症者の平均点程度に高かった場合は，不潔恐怖／洗浄強迫に悩まされている可能性が高いので，以下の章を読み進めてみるのが良いでしょう。

- 第5章　不潔強迫／洗浄強迫に対する認知行動療法

目　次

第2章　加害恐怖を伴う確認強迫に対する認知行動療法

第4章　強迫観念に対する認知行動療法

第5章　不潔恐怖／洗浄強迫に対する認知行動療法

第6章　周りの人はどう対応したらいいの？
——再保証を求める行動への対処法

第1章

確認強迫に対する認知行動療法

1. 確認強迫の当事者の具体例

確認強迫の当事者は,「自分のミスや確認不足のせいで,取り返しのつかないトラブルが起きてしまうのではないか」という強迫観念に苦しんでいます。そして,「万が一のトラブルが起きてしまったら,それは確認を怠った自分のせいだ」という自責の念と強い不安を感じ,繰り返し確認をしてしまいます。そこまで確認しなくても大丈夫と分かっていても,「それでも,万が一,確認不足によるトラブルが起きたら自分のせいだ」という心配が消えず,強迫行為を止めることができません。以下に,確認強迫の当事者の架空事例を説明します。

1）家のことが気になるヤマダさん　ヤマダさんは,夫と3人の子どもと暮らす女性で,パートの仕事をしています。ヤマダさんは外出時に,玄関や窓の鍵をかけたか,ガスコンロのスイッチを切ったか,家電のコンセントを抜いたか,蛇口を閉めたか等が気になる強迫観念が浮かび,これらを何度も確認してしまう強迫行為をします。外出する際は,確認に1時間ほどかかってしまうこともあります。自分でも「そこまで確認するのはおかしい」と分かっていても,空き巣や火事といった万が一のトラブルが起きてしまうことを恐れ,確認を止めることができません。外出しようと思っても,またすぐ確認をやり直してしまい,なかなか玄関から離れることができません。確認しすぎて,仕事に遅刻してしまうこともありました。確認に時間がかかるため,外出するのが非常に億劫になり,外出することを避けてしまうこともあります。こういった確認が心配なので,長時間自宅を離れるようなイベント（家族旅行）も諦めてしまいます。

2）仕事のミスが気になるコンさん　コンさんは,会社で事務の仕事をしている男性です。コンさんは,「仕事で作成した書類にミスがあるのではないか」という強迫観念が浮かび,書類にミスがないか何度も確認してしまう強迫行為が止められません。このようになったきっかけは，過去に，書類に重大なミスをした同僚が上司からひどく怒られているのを目撃したことでした。その時から，書類のミスを心配するようになりました。不安が強い時は，申し訳ないと思いつつ，同僚に「これで大丈夫ですよね？　ミスしてないですよね？」と質問をして，確認を手伝ってもらいました。休みの日でも，「あの書類にミスがあったのではないか」と不安を感じ，休日出勤までして書類を確認してしまうこともありました。このような心配と強迫行為がひどくなり，会社に行くのがとてもしんどくなり，休職をするようになりました。

3）大切な物を落としていないか気になるハラさん　ハラさんは家族で自営業をしている女性です。ハラさんは「財布や免許証など，大切な物を落としてしまったのではないか」という強迫観念と，カバンや財布の中身を何度も確認してしまう強迫行為がありました。また，カバンから財布が落ちないように，カバンのチャックを何度も強く閉めるといった強迫行為もしています。さらに，特定の物ではなく，漠然と「何か大切な物を落としていたのではないか」という強迫観念も浮かび，ひどい時は，自分が歩いてきた道中を引き返して，自分が落とし物をしていなかったかを何度も確認してしまいます。

2. 確認強迫のような考えが浮かぶことは異常なことなのか？

1 ミスや確認不足による不安を感じるのは異常なのか？

確認強迫の当事者は，「自分のミスや確認不足のせいで，トラブルが起きてしまうのではないか」という強迫観念を体験しています。強迫観念が浮かぶと，トラブルを回避・予防するためにさまざまな強迫行為（過剰な確認など）を始めます。この強迫観念は，強迫症の人に特有な「異常な思考」のように感じる人もいるかもしれません。しかし，研究によれば，確認不足によるトラブルを心配してしまう強迫観念のような思考は，健常者でも日常的に体験しているということが示されています。例えば，表1-1は，健常者100名を対象にした調査の結果です（Moritz & Hauschildt, 2016）。

表1-1　確認やミスに関する考えが浮かぶことがあるか？
（精神疾患のない健常者100名を対象にした調査の結果）

確認不足を心配するような考え	%
外出前に，家電のコンセントを全部抜いたことを何回か確認したいと思う。	67
実際には自分ですでに正しいと分かっていても，自分のしたことが間違っていないか心配になる。	62
外出する前に，玄関の鍵をもっていることを何回か確認したいと思う。	53
車のドアをロックしたことを覚えていても，もう一度ドアをチェックしたい。	47
急いで外出すると，ストーブを消したかどうかが気になって，しかたがなくなる。	37
家のなかをきちんと見回りをしてから外出したくなる。	34
自宅が火事になったときの責任が気になってしまい不安になる。	33
ベッドに入った後に，また起き出して電気を消したかチェックしたくなる。	29

上記のように,「確認しなければ」という不安や衝動を感じることは,健常者でも一般的に体験していることなのです。強迫症の当事者の割合は全人口の約1%ですので,それと比べると,より多くの健常者が強迫観念と同じような思考を体験しているといえるでしょう。つまり,確認に関する不安や衝動を感じることは,病的なものではなく,ノーマルな思考であるということです。このような思考は,病的な強迫観念と区別するため,不快な雑念(専門用語では侵入思考)と呼ばれることがあります。そして,認知行動療法では「ミスや確認不足について心配すること自体は,病的なものではなく,健常者にもみられるノーマルな体験である」という解釈をしていきます(これをノーマライジングといいます)。ノーマライジングによって,ミスや確認不足について心配する雑念が浮かぶという体験を「異常なことだ」とネガティブに拡大解釈しないことが,まずは大切です。

3. 確認強迫を悪化させる思い込み（信念）

この節では，不快な雑念が浮かぶことは問題ではなく，強迫を悪化させる思い込み（ネガティブな信念）こそが問題であるということを理解しましょう。

先述したように「確認不足があるのではないか」「ちゃんとできていなかったのではないか」といった強迫観念のような思考は，健常者でも浮かぶノーマルな思考なので，**不快な雑念（侵入思考）**と呼ばれます。では，ノーマルな雑念が，どのようにしてアブノーマルな強迫観念になってしまうのでしょうか。健常者と強迫症の当事者では，一体何が違うのでしょうか。その理由の一つとして，強迫症の当事者は，以下のようなネガティブな**思い込み（信念）**が強いために，ノーマルなはずの雑念が，病的な強迫観念へと発展し，強迫行為が出現してしまいます。これらの思い込みは，明確に意識されるものではなく，当事者が潜在的に抱いていることもあります。

1）リスクの拡大解釈　確認不足があった場合に起こるトラブルについて，過度に破滅的な解釈をしてしまうことです。例えば，玄関の施錠の確認をし忘れていた場合，冷静に考えれば，1日くらい施錠がされていなくても，すぐに泥棒に侵入されてしまう確率は数パーセントもないでしょう。しかし，リスクの拡大解釈がある当事者は，玄関の施錠をし忘れていたら，とても高い確率で泥棒に侵入されてしまうと考えてしまいます。さらに，泥棒に侵入されたら，自宅のありとあらゆる財産が盗まれてしまい，一家が途方にくれてしまうといった破滅的な結末まで想像してしまいます。

2）過剰な責任を感じる　強迫症の当事者は不快な雑念が浮かんだときに，「ミスによるトラブルが起きるのを，何としてでも防がなくてはならない」という責任や義務感を強く感じてしまいます。また，確認を徹底的にしなかった自分のことを「無責任だ」と考え，自責の念に駆られます。このような過剰な責任感によって，強迫的な確認行為が促進されてしまいます。過剰な責任感に基づく信念の例として，以下のようなものがあるでしょう。

- 確認不足によってトラブルが起きてしまうのを，私は何としてでも防がなくてはならない責任がある
- もし私が確認を怠ったら，私の確認不足のせいで，ひどいトラブルが起こってしまう
- 何かやり忘れていたことがあったかもしれないのに，何もせず見過ごすのは無責任だ

3）確実性の追求（100％の安全・安心がほしい） 強迫症の当事者は，「絶対大丈夫」という保証がない曖昧な状況に対して，強い不安を感じます。そのような曖昧な状況に耐えきれず，当事者は「大丈夫」という確証を得るために，過剰な確認をしてしまいます。例えば，外出する前に鍵をかけたかどうかの記憶が不確かで，曖昧だと，強い不安を感じてしまいます。そして「私は鍵をかけた。絶対大丈夫」という確実な証拠を残すために，鍵を何度も確認して記憶に焼き付けようとしたり，スマホのカメラで撮影して鍵がかかっているという証拠を残そうとしたり，家族等の第三者にも一緒に確認してもらうといった強迫行為をして，確実な安心・安全を求めてしまいます。

1 不快な雑念と思い込みとの違い

認知行動療法では，不快な雑念と，思い込みを区別して考え，それぞれに異なるアプローチをします。不快な雑念と思い込みは，両者とも「思考」ですので，その違いが分かりづらいかもしれません。実際に，両者は重なっている部分も多く，明確な境目はありません。しかし，あえてその違いを説明すると，表1-2のようになるでしょう。

この不快な雑念と，強迫を悪化させる思い込みは，単独では病的な強迫行為は起こらず，両者が掛け合わさることで，強迫行為が起きてしまうと考えます（図1-1）。

表1-2　不快な雑念と思い込みの違い

不快な雑念	強迫を悪化させる思い込み
• 頭に侵入してくるノイズのような思考 • 本人の意思とは無関係に頭に浮かぶ • 制御することが難しい（制御しようとすると余計に浮かぶ） • 強迫症の当事者だけでなく，健常者にみられるノーマルな思考 • 認知行動療法では，変容させることを狙わず，あえて問題視しない	• 強迫行為を促進させてしまう思考 • 知らず知らずのうちに，抱いてしまっている思い込みであるため，当事者は自覚できていない場合もある • 強迫症の当事者に顕著にみられる思考 • その思い込みを自覚し，別の見方を探すことで，強迫行為を抑えることができる

図1-1　2つの思考と強迫行為との関係

a．不快な雑念　確認不足があったかもしれない

b．強迫を悪化させる思い込み

- リスクの拡大解釈（ミスをしていたら，取り返しのつかないトラブルが起きてしまう）
- 過剰な責任感（ミスや確認不足によって起こるトラブルを，何としてでも防がなくてはならない責任がある。確認不足があったかもしれないと気づいているのに，何もせず見過ごすのは無責任だ）
- 確実性の追求（確実な安全・安心を追求しなければいけない）

c．強迫行為・回避

過剰な確認が止められない。親しい人に「大丈夫かな？」と何度も質問をしてしまう。確認しなければいけない状況を回避する

4. 強迫行為の悪循環

確認強迫の当事者は，危険なトラブルを予防・回避するために，以下のような強迫行為や回避行動をおこなうことがあります。以下にその例をいくつか説明します。

1）確認を何度も繰り返す　例えば，ガスコンロのスイッチや玄関の施錠の確認などを，何度も繰り返しおこなってしまいます。

2）確認のルールを決めている　「必ず3回確認する」「必ず指差し呼称をする」「10秒数える」といったように，独自のルールを決めて確認する人もいます。

3）再保証を求める　例えば，家族や友人など，頼れそうな第三者に「大丈夫だよね，ちゃんとできていたよね？」と繰り返し質問し，安心（保証）を得ようとする強迫行為です。家族にも，自分がしているのと同じような確認やルールを強要する当事者もいます。また自分自身に何度も「大丈夫」といい聞かせることで，安心しようとする当事者もいます。

4）頭のなかの記憶を辿って確認する　自分の記憶を辿り，自分がちゃんとやるべきことをやっていたかを，頭のなかで何度も振り返ります。例えば，家を出るときに，ちゃんとコンセントを抜いたかどうか，記憶を繰り返し辿って確認します。コンセントを確実に抜いたという記憶が曖昧だと「やり忘れている可能性が高い」と解釈し，家に戻ってまた確認してしまいます。

5）回避　当事者は，過剰な確認をしてしまいそうな状況を，意図的に回避してしまうことがあります。例えば，外出時に窓や玄関の戸締まりを過剰に確認してしまうのがつらくて億劫なので，外出するのを諦めてしまうことがあります。ガスコンロを使用した後に，ちゃんと火を消したのかが気になりすぎて，不安が止まらないため，ガスコンロを使うのを完全に止めてしまう人もいます。

1 一時的に安心。でも長期的にみた場合，強迫行為をし続けるとどうなるのか？

当事者は，確認不足によるトラブルを予防・回避するために，過剰な確認や回避行動をします。実際に強迫行為をすれば，一時的に安心できるかもしれません。しかし，長期的にみた場合，強迫行為を続けてしまうと「強迫行為をしたから，トラブルや苦痛を回避できた」「安心・安全のためには何度も確認しなければならない」という思い込みが強くなり，強迫行為が止められなくなってしまいます。このメカニズムを説明するには，次項のようなメタファーを用いた心理教育が役に立つでしょう（Waite & Williams, 2009）。

2 いじめのメタファー

強迫が長引いてしまうメカニズムは，いじめが長引いてしまうメカニズムとよく似ています。例えば，いじめっ子は「金を出せ，さもないと痛い目に遭わせるぞ！」といって，いじめられっ子を脅してきます。すると，いじめられっ子は恐ろしくなり，お金を出してしまいます。実際にお金を出せば，いじめっ子はいなくなってくれるので，いじめられっ子は「いじめっ子に従ってお金を出したから，何とか助かった」と思ってしまうでしょう。これで，その場は何とかしのげたかもしれません。しかし，しばらくしたら，またいじめっ子がやって来て「金を出せ」と脅してきます。いじめられっ子は，「助かるためには，抵抗せずにお金を出すしかない」と思い，一時しのぎの対処法としてまたお金を出してしまいます。お金を出せば，その時は助かりますが，またしばらくしたら，いじめっ子がやってきて，同じことが繰り返されます。さて，いじめっ子に従ってお金を出し続けることで，いじめは解決するのでしょうか？　もちろんしません。いじめっ子に従いお金を出すことは，一時的な対処法になるかもしれませんが，それをしている限り，いじめの問

図1-2　いじめと強迫の悪循環

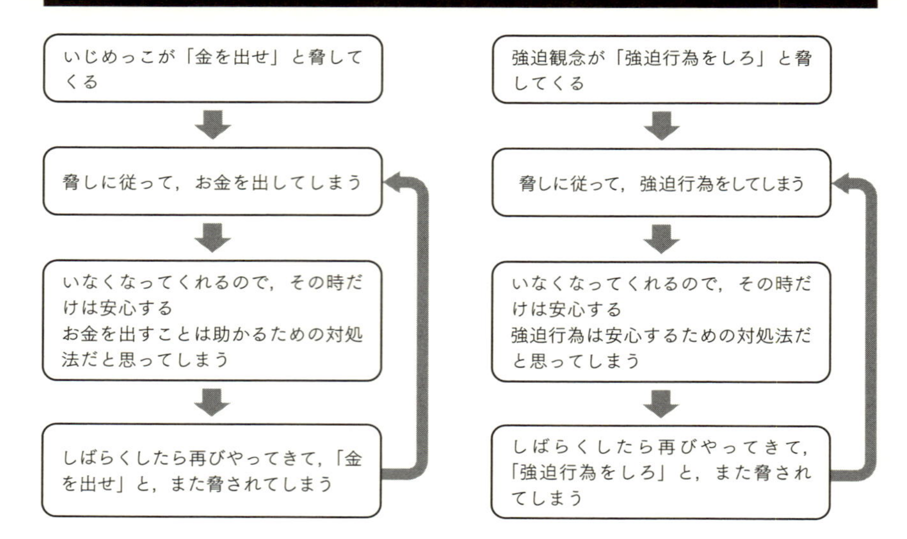

題はずっと続いてしまいます。

強迫もこれと似ています。頭のなかの強迫観念が，当事者に「強迫行為をしろ。さもないとお前のせいで，恐ろしいトラブルが起こるぞ！」と，当事者を脅してきます。そのような考えが浮かぶと，当事者は恐ろしくなり，一時的な対処として強迫行為をします。強迫行為をすれば強迫観念はいなくなってくれるので，一時的には安心するでしょう。しかし，しばらくしたら，また強迫観念がやって来て，同じように「強迫行為をしろ，さもないと……」と脅してきます。当事者は，「この前みたいに強迫行為をすれば安心だ」と思い，強迫観念に従って強迫行為をしてしまいます。強迫行為をすれば安心できるので，それは一時的な対処法になるでしょう。しかし，これで強迫は解決するでしょうか？　もちろんしません。また強迫観念がやってきて，同じことが繰り返されてしまいます（図1-2）。

いじめと強迫の共通点は，どちらも，トラブルを予防するための行動は一時的な安心を得るための対処法になりえますが，それを続けてしまうと，問題（強迫）が長引いてしまい解決しなくなるということです。この法則は，ほとんどの当事者の経験と一致していると思います。そして，両方とも根本から解決するためには，脅されても従わないことが大切です。

3 いじめと強迫の共通点

- 脅しに従って行動してしまうと，一時的には安心できるかもしれないが，問題（強迫）が長引いてしまう。
- 解決のためには，脅されても，従わないことが必要（強迫行為を止める練習方法については，第1章-17を参照してください）。

5. 確認強迫のメカニズムを図で理解する

強迫症がどのように維持・悪化されているのか，その悪循環のメカニズムを図にしながら，客観的に理解していきましょう。

1 確認強迫の悪循環のメカニズム

一般的に確認強迫は，図1-3のように，a. きっかけとなる出来事／不快な雑念⇒b. 強迫を悪化させる思い込み⇒c. 強迫行為・回避⇒d. 強迫の悪循環というメカニズムで維持されてしまいます。強迫のメカニズムを図にすることで，何が強迫を維持している要因なのか，そして，何を変えることが改善に繋がるのかを客観的に理解することができ，治療への道筋がみえてきます。この作業で最も大切なことは，「強迫行為をすれば一時的に安心できる一方で，長期的にみると，強迫症状が維持されてしまう」という悪循環のメカニズムを理解することです。悪循環のメカニズムを理解するために，図1-2を振り返ってみると良いでしょう。

以下に冒頭で説明したヤマダさん，コンさん，ハラさんの確認強迫のメカニズムの図を示しました。自分と最も似ている図をみつけて，参考にしてみましょう。また自分自身の強迫症のメカニズムの図も作成してみましょう。図を作成するときは，最も頻繁に起こり生活に支障をきたしている強迫症状，あるいは，ここ最近に体験した強迫症状を1つだけ選び，それをテーマにして書くのが良いでしょう。

図1-3　家のことが気になるヤマダさんのメカニズム

a．きっかけとなる出来事／不快な雑念
玄関や窓の鍵をかけ忘れたかもしれない

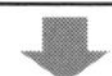

b．強迫を悪化させる思い込み
- リスクの拡大解釈（鍵をかけ忘れていたら，空き巣に侵入され，全財産が奪われてしまう。家族にも迷惑をかけてしまう）
- 過剰な責任感（私のせいで空き巣に入られてしまう。鍵をかけ忘れたかもしれないと気づいているのに，何もせず見過ごすのは無責任だ）
- 確実性の追求（確認をして，“絶対大丈夫”という確証を追求しなければいけない）

c．強迫行為・回避
- 外出する前に，鍵がかかっているか何度も確認する
- 外出しようとしても，すぐ玄関から離れないで，また確認する
- 外出するのを止めてしまう

d．強迫行為の悪循環
強迫行為をすれば，一時的に安心できる。
しかし，以下のようなデメリットがあり，長期的にみれば強迫症が維持されてしまう。
- 「強迫行為をしたから，最悪なトラブルを防ぐことができた」と思い込んでしまい，安全・安心を求める強迫行為が止められなくなる。
- 「強迫行為をしなくても，現実では，予想していた程の恐ろしいトラブルは起こらない」ことを体験できなくなる。そのため，強迫を悪化させる思い込みが維持されてしまう。

図1-4　仕事のミスが気になるコンさんのメカニズム

a．きっかけとなる出来事／不快な雑念
書類にミスがあったかもしれない

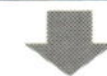

b．強迫を悪化させる思い込み
- リスクの拡大解釈（ミスがあれば，取り返しのつかないトラブルになり，みんなに大迷惑をかけてしまう）
- 過剰な責任感（私のせいで，会社に迷惑をかけてしまう。確認不足があるなんて，社会人として無責任だ，許されない）
- 確実性の追求（確認をして，“絶対大丈夫”という確証を追求しなければいけない）

c．強迫行為・回避
- 書類を何度も見直して確認する
- 同僚にも「大丈夫だよね？」と質問し，確認してもらう
- 休日にも出勤をして，書類の確認をする

d．強迫行為の悪循環
強迫行為をすれば，一時的に安心できる。
しかし，以下のようなデメリットがあり，長期的にみれば強迫症が維持されてしまう。
- 「強迫行為をしたから，最悪なトラブルを防ぐことができた」と思い込んでしまい，安全・安心を求める強迫行為が止められなくなる。
- 「強迫行為をしなくても，現実では，予想していた程の恐ろしいトラブルは起こらない」ことを体験できなくなる。そのため，強迫を悪化させる思い込みが維持されてしまう。

図1-5　大事なものを落としていないか気になるハラさんのメカニズム

a．きっかけとなる出来事／不快な雑念
財布や免許証を落としてしまったのではないか

b．強迫を悪化させる思い込み
- リスクの拡大解釈（免許証やカードが悪用されてしまい，詐欺などのトラブルが起きてしまうかもしれない）
- 過剰な責任感（万が一，免許証などを落として，それが誰かに悪用されたら，全てちゃんと管理していなかった私の責任だ。このようなトラブルが起きてしまうのを何としてでも防がなくてはならない）
- 確実性の追求（確認をして，“絶対に大丈夫”という確証を追求しなければいけない）

c．強迫行為・回避
- カバンや財布の中身を繰り返し確認する
- カバンのチャックが開いていないか何度も確認する
- 道中を引き返し，自分が何か落としていないか確認してしまう
- クレジットカードやキャッシュカードをもち歩くのを止める

d．強迫行為の悪循環
強迫行為をすれば，一時的に安心できる。
しかし，以下のようなデメリットがあり，長期的にみれば強迫症が維持されてしまう。
- 「強迫行為をしたから，最悪なトラブルを防ぐことができた」と思い込んでしまい，安全・安心を求める強迫行為が止められなくなる。
- 「強迫行為をしなくても，現実では，予想していた程の恐ろしいトラブルは起こらない」ことを体験できなくなる。そのため，強迫を悪化させる思い込みが維持されてしまう。

【ワーク1-1】自分の症状のメカニズムを図にしてみる

自分の症状が維持されている図を描いてみましょう

上記にて提示されてきた図を参考にし，自分の症状が維持されているメカニズムを理解するための図を作成してみましょう。図を作成したら，カウンセラーや主治医などの専門家にもみてもらい，アドバイスをもらって，より正確な図を作成してみるのも良いでしょう。また，この図をみながら，「何をすることが強迫症を治療するために必要なのか」を客観的に検討してみましょう。

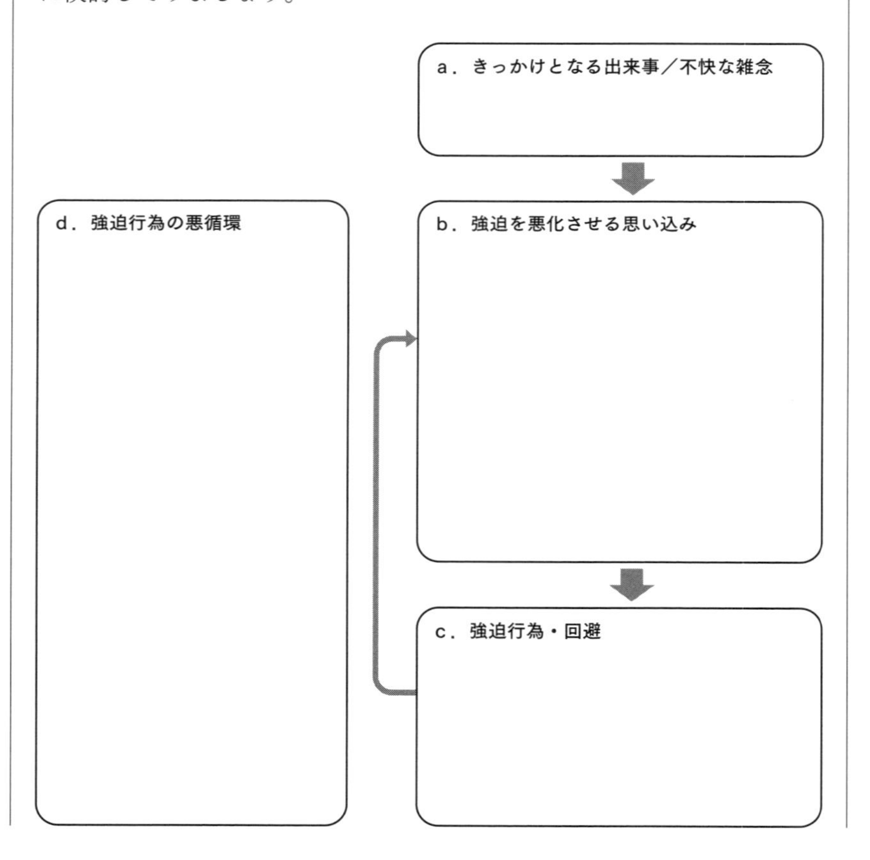

6. 私のミスだけで，最悪なトラブルが起こるのか？

最悪なトラブルは，当事者のミスや確認不足だけでなく，それ以外の複数の要因が同時に発生しないと起こらないという見方について検討しましょう。

1 自分の確認不足のせいだけでトラブルが起こるのか？

確認強迫の当事者は，自分のミスや確認不足が原因で，最悪なトラブルが起きてしまうことを恐れています。そのため，過剰な確認をして，最悪なトラブルを予防・回避しようとします。しかし，万が一何らかの確認不足やミスをしてしまった場合，本当にその確認不足やミスのせい**だけ**で，最悪なトラブルが発生するのでしょうか。「うっかり鍵をかけ忘れる」→「空き巣に入られる」という思考には，飛躍している部分がないでしょうか。例えば，「玄関の鍵をかけ忘れたせいで，空き巣に入られ大金を奪われてしまう」といったトラブルは，「玄関の鍵をかけ忘れる」という条件以外にも，以下のような条件が同時に揃わないと発生しないでしょう。

- うっかり鍵をかけ忘れた日に，たまたま空き巣の犯人が，家の近くをウロウロしていた
- 空き巣が，あなたの家の鍵が開いていることに気づく
- 空き巣が，玄関の鍵が開いていることに何の違和感（あれ，おかしいな？　いつもと違って鍵が開いているぞ）も覚えずに，家に忍び込む
- その日，家にたまたま大金が置いてある
- 空き巣が，大金の在り処をみつける
- その後，空き巣が警察に捕まらないで逃げ切る

上記のように，万が一「うっかり玄関の鍵をかけ忘れる」というミスをしたとしても，そのミスだけで「空き巣に大金を奪われてしまう」というトラブルが100％確実に発生するわけではないといえるでしょう。その他の例に

ついても，以下に示しました。

【恐れている最悪な出来事】

ガスコンロの火を消し忘れたせいで火事になり，家が全焼してしまう

【その出来事が起こるための必要条件】

- うっかりガスコンロの火を消し忘れて外出する
- 家に誰もいない
- その日，たまたま，ガスコンロの安全装置が作動しない（家庭用ガスコンロには，安全装置の搭載が2008年から義務付けられている）
- ガスコンロの炎のそばに燃え移りそうなもの（紙や布）がたくさん置いてあり，引火する
- ガスコンロのそばの台に油がこぼれており，油に引火する
- その日，たまたま，火災警報器が作動しない

【恐れている最悪な出来事】

財布から運転免許証が落ちてしまい，それを悪用されてしまう

【その出来事が起こるための必要条件】

- うっかり，運転免許証を財布から落としてしまう
- 運転免許証を落としたことに何日も気付かず，紛失届を出さない
- 誰も交番に届けてくれない
- 運転免許証を悪用しようと企む犯人が，たまたま私の免許証をみつけて，拾ってしまう
- その犯人が私の免許証を使って，警察等にバレずに悪事を成功させる

上記のように，「うっかりミスをする」→「最悪なトラブルが起こることが確定」，というわけではなく，うっかりミスをしたとしても，最悪なトラブルが発生するためには，さまざまな過程や条件があるのではないでしょうか。自分の考え方に，飛躍している部分がないかを検討してみましょう。

【ワーク1-2】自分以外の要因を考えよう

過剰な確認を止めた場合，最悪，どのようなトラブルが起こってしまうと考えているでしょうか？　できるだけ具体的に挙げてみましょう。次に，その出来事が起こるために必要な条件は何でしょうか？「自分のミスや確認不足」といった条件以外（自分以外の原因）にも目を向けて，できるだけたくさん挙げてみましょう。このワークは，一人でやるよりも，信頼できる他人（カウンセラー，家族，友人等）と一緒にやると，自分以外の原因がみつかりやすいでしょう。複数の必要条件を書き出すことができたら，自分の確認不足やミスだけで，本当に最悪なトラブルが起こるのかを考えてみましょう。

恐れている最悪な出来事

その出来事が起こるための必要条件

自分の確認不足やミスだけで，本当に最悪なトラブルが起こるのか？　結論を書いてみましょう。

7. トラブルが起こる確率を検討してみる

次のワーク1-3では，確認不足によって最悪なトラブルが起きる確率を，客観的に検討しましょう。これにより，最悪なトラブルが起こる確率をネガティブに拡大解釈している考え方を見直していきます。少し難しいワークですので，カウンセラーや家族等と一緒にやってみるのも良いでしょう。

1 トラブルが起こる確率の予測のバイアス

精神疾患のない人達は「非現実的な楽観主義」という思考の癖をもっていることがあります。非現実的な楽観主義とは「まさか自分に限って交通事故を起こすわけはないだろう」「まさか自分に限って不幸なトラブルが起こるわけがないだろう」といった思考のことです。これに対して強迫症の当事者には，非現実的な楽観主義がみられず，むしろ「自分は他の人々に比べて悪い出来事に遭遇する確率が高い」と考えている傾向があるといいます。例えば，精神疾患のない人は「自宅に空き巣が侵入するなんてことは，自分に限って起こることはないだろう」と楽観的に思う傾向にありますが，当事者は，自分が空き巣被害に遭う確率を高く見積もってしまいます。

2 トラブルが起こる確率を客観的に計算してみましょう

まずは前項（第1章-6）を復習しましょう。最悪な出来事が起こるためには，複数の条件が同時に発生する必要がありました。今回は，その複数の条件が同時に発生する**確率（%）**はどのくらいなのか，予想してみましょう。

それぞれの出来事が発生する確率の予測は，当事者のこれまでの経験に基づいて予想していく方法があります。例えば，「これまでの人生のなかで，ガスコンロの火を消し忘れて外出してしまったことが，何回あっただろうか？」と自問自答してみて，そのような出来事が発生する確率（%）を客観的に予想してみましょう。より客観的な確率を予測する場合は，インターネットなどの情報を駆使して，客観的にその出来事が発生する確率がどのくらいなのか，計算する方法もあるでしょう。例えば，東京都に住んでいて，空き巣被害に遭遇する確率がどのくらいありそうか計算してみると，以下のようになるでしょう。

$$\frac{\text{ある年の東京都の年間空き巣被害の件数（約3,500件）}}{\text{東京都の全世帯数（約650万）}} \times 100 = 0.05\%$$

このように計算してみると，年間0.05％（1万世帯中5世帯）でしか空き巣被害は起こらないということが客観的に理解できると思います。この確率は予想通りだったでしょうか？　それとも，予想よりも小さい確率だったでしょうか？

次に，「ガスコンロの火を消し忘れたせいで，火事になってしまう」といったトラブルを例に考えてみましょう。このトラブルが発生するためには，少なくとも，表1-3のような6つの条件が同時に発生しないと起こりえません。さらに，それぞれの条件が発生する確率を1つずつ書いてみましょう。これらが起こる確率は，客観的なデータが得られないので予想することが難しいかもしれませんが，できるだけ客観的な視点をもって（過去の実体験や，他人からの意見を参考にしながら），確率を予想してみましょう。

表1-3　最悪なトラブルが起こる条件と確率	
恐れている出来事：ガスコンロの火を消し忘れて外出してしまったせいで家が火事で全焼してしまう	それぞれの出来事が起こる確率 0.01（＝1％）～1（＝100％）
条件1：私がガスコンロの火を消し忘れて外出する	1％＝0.01
条件2：家に誰もいない	50％＝0.5
条件3：その日，たまたま，ガスコンロの安全装置が作動しない	1％＝0.01
条件4：ガスコンロの炎のそばに燃え移りそうなもの（紙や布）がたくさん置いてあり，引火する	0.1％＝0.001
条件5：ガスコンロのそばの台に油がこぼれており，油に引火する	0.1％＝0.001
条件6：その日，たまたま，火災警報器が作動しない	5％＝0.05

表が完成したら，次はこれらの確率を掛け算してみて，全ての要因が同時発生する確率を計算しましょう。要因が1つ加わるごとに，発生確率は全体として大きく低下します。表1-3の場合，計算式は以下のようになります。

0.01（1％）×0.5（50％）×0.01（1％）×0.001（0.1％）×
0.001（0.1％）×0.05（5％）
＝0.0000000000025（0.00000000025％）

上記の計算から，「ガスコンロの火を消し忘れて外出した場合，家が火事になる」というトラブルが起こる確率は，0.0000000000025となります。仮にガスコンロの火を消し忘れる確率が100％だったとしても，家が全焼する確率は0.00000000025です。このようなワークを通して，限りなく僅かな確率でしか起こりえない出来事を防ぐために，わざわざ強迫症になってまで確認する必要があるのかを検討してみましょう。

【ワーク1-3】最悪なトラブルが起きる確率を計算しよう

- 当事者が心配している「確認不足によって起きてしまう最悪なトラブル」は，どのくらいの確率で起こりえるのか，上記のような計算をしてみて，算出してみましょう。各条件には，できるだけ客観的な確率を書くようにしましょう。

- 最悪な出来事が起こる確率がほんの僅かであったのなら，その僅かな確率でしか起こらないトラブルを防ぐために，強迫症を患ってまで過剰な確認をすることが果たして妥当なのか（割に合っているのか）考えてみましょう。

8. 「絶対大丈夫」を求めて本当に大丈夫？（確実性の追求）

強迫症の当事者は，「大丈夫」という確証がない，不確実で曖昧な状況に対して，強い不安を感じます。そして当事者は，「絶対大丈夫」という確証を得たいがために，過剰な確認をしてしまいます。例えば，外出前に鍵をちゃんとかけたのか，その記憶が曖昧で確証がもてないことに耐えきれず，安全・安心のために強迫行為（確認をしに家に戻る）をしてしまいます。

1 絶対大丈夫はない。かといって，絶体絶命もない

つらいことかもしれませんが，究極をいえば**「絶対大丈夫」というものはこの世に存在しないという現実を受け入れること**が大切です。先述（第1章-7）したように，最悪なトラブルが起こる確率はほんの僅かで，限りなく0%に近いと思います。しかし，どんなに僅かな確率だったとしても，その確率は完全な0%にはなりません。さらに，確認が完璧だったとしても別の理由でトラブルが起きてしまう時はあります。例えば，鍵をかけたとしても空き巣犯は窓ガラスを割って侵入できます。どんなに注意して車を運転していても相手からぶつかってくることだってあります。青信号の横断歩道だって100%安全とはいえません。つまり，どんなに追い求めても，世の中に「絶対大丈夫」（トラブルが起こる確率は0%）が保証されている世界は存在しないといえるでしょう。それにもかかわらず，「絶対大丈夫」を求めてしまうと，強迫症が維持されてしまいます。強迫症を治療するためには，**「100%の安全・安心を求めると強迫が持続・悪化してしまう」という事実に目を向けて，ある程度の（ほとんど僅かな確率でしょうが）トラブルが起こる人生を受け入れる気持ちが大切です。**

世の中に「絶対大丈夫，絶対安全」はありえないでしょう。しかし，その一方で，「絶体絶命もない」といえるのではないでしょうか。例えば，鍵をかけ忘れても，空き巣に侵入されることが100%確定したわけではありません。そもそも空き巣に入られたところで，全財産まで奪われてしまうでしょ

うか？　財産のほとんどは銀行に預けているので，万が一空き巣が侵入したとしても，奪われる金額は一部なのではないでしょうか。もちろん，それでもすごく嫌なトラブルですが，「絶体絶命ではない」という見方をしてみることが大切です。ガスコンロのスイッチを切り忘れて外出したとしても，それで100％絶対に火災が起こるわけではありません。大抵の場合，何も起こらずヒヤヒヤするだけで終わるでしょう。仮に，運悪く最悪な状況になったとしても，火事による損害は保険会社がカバーしてくれることもあります。また，どんなに真面目に仕事をしていても，完全にミスを0にすることは不可能でしょう。もし自分のミスのせいで周りに迷惑をかけてしまったとしても，その後の対応によって，挽回できたりはしないでしょうか。誰かに迷惑をかけても，謝罪すれば済むことだってあります。大事なものを失くしても，戻ってくることだってありますし，最悪なトラブルに発展することが100％確定したわけではありません。このように，強迫を治すために，**「世の中に絶対大丈夫はない。かといって，絶体絶命もない」**という考え方を試してみましょう。

2 トラブルを予防・回避したいという気持ちが強迫症を招いてしまう

絶体絶命でなかったとしても，先述したようなトラブルはとてもつらいことですし，誰もが避けたいと思うでしょう。しかし「安全・安心のために確認をしなければ」という気持ちが強くなればなるほど，強迫症という非常に厄介なトラブルを招いてしまいます。そのトラブルの厄介さは，当事者が一番理解していると思います。

3 厄介なのは，確認不足やミスが起こること？ それとも強迫が治らないこと？

以下の2つのトラブルでは，どちらが恐ろしくて厄介でしょうか？

①確認不足やミスが起きてしまうというトラブル（例：鍵をかけ忘れる）
②強迫症がずっと続いてしまうというトラブル

強迫症になると毎日の生活が本当に本当に大変です。その長期に及ぶつらさは，当事者が一番理解しているのではないでしょうか。「確認不足やミスが起きてしまうと厄介なことになるかもしれない。けれど，これまで私が苦しんできた強迫症が続いてしまうほうがよっぽどつらくて厄介だ」と思えるのなら，過剰な確認を止める具体的な練習をしてみましょう（第1章-17）。

【ワーク1-4】トラブルが起きた時の対処法を考えよう

確認不足のせいでトラブルが起きてしまった場合，どのような方法でカバーできるでしょうか？　万が一，そのトラブルが起きてしまった場合でも，被害を少しでも軽減する方法や，挽回の方法，解決策など，できるだけたくさん挙げてみましょう。コツは被害を0にする方法を考えるのではなく，被害を「マシ」にする方法を考えることです。

確認不足のせいで起こるかもしれないトラブルの内容（例：ガスコンロの確認を怠り火事になる）

万が一そのトラブルが起きてしまった場合でも，リスクを少しでも軽減する方法や挽回策（例：火災保険会社に保証してもらうことで，損害を軽減することができる）

---

9. 保険のメタファー

当事者は，不幸なトラブルを予防するための保険として，強迫行為をしてしまいます。万が一の保険である強迫行為を，「やらないよりはやったほうが良い」「僅かでもトラブルを予防できる確率が高まるならやるべきだ」と考えている（あるいは，潜在的にそう感じている）当事者もいます。しかし，その保険は本当に当事者の役に立っているのでしょうか。強迫行為という保険の「恩恵とコスト」について見直してみましょう。

例えば，想像してみてください。戦争が起きても，あなたの家の財産の全てを保証してくれる保険があるとします。戦争であなたの家が崩壊して財産を全て失ったとしても，その全てを保証してくれます。「これは素晴らしいメリットだ！　この保険に入るに越したことはない」と思うかもしれません。しかし，その保険に入るためには，コストとして世帯年収の9割を毎年支払わなければいけません。さて，この保険にあなたは入るでしょうか？　当然，誰もこの保険には入らないでしょう。なぜなら，メリット（万が一の戦争から家を守ってもらえる）に対してコスト（世帯年収の9割を支払う）が高すぎるからです。この保険のせいで，生活が破綻してしまうでしょう。

次は強迫行為で考えてみましょう。あなたは万が一起こるかもしれないトラブル（例：空き巣被害に遭う，家が汚れる）を防ぐために，どのようなコストを払ってきたのでしょうか？　それはお金ではなく，強迫の犠牲になった，あなたの人生の時間です。強迫行為に費やした時間，強迫に悩まされた時間，自分の楽しみの時間，家族や友人との時間，仕事の時間，勉強の時間です。さらに強迫は，当事者の未来をも奪っていくかもしれません。このような莫大なコストがかかるにもかかわらず，強迫行為を続けることは，果たして割に合っているのでしょうか。得られるメリットに対して，あまりにもコスト（代償）が大きくなっていて，生活が破綻しかけていないでしょうか？　生活が破綻してでも，強迫という保険に入り続けるメリットはあるでしょうか？

表1-4で「強迫には一時的な安心が得られるというメリットもあるが，そ

の一方で，どのようなコストがかかるのか」を整理してみましょう。

表1-4　その保険は割に合っているのか？　利益<コストになっていないだろうか？

保険の種類	メリット／利益	コスト／負担
戦争が起きても，家の財産を全て保証してくれる保険	戦争が起きても，自分の家や財産は保証されるので，少し安心	• 世帯年収の9割を毎年，支払わなければならない • 生活が破綻する
万が一のトラブルを防ぐための強迫行為	万が一のトラブルを防げるかもしれないので，安心できる	• 強迫症から抜け出せない • 多くの時間を無駄にする • 強迫のために仕事，勉強，趣味，気晴らしができない • 大きなストレスがかかる • 生活が破綻する

10. 安心・安全に越したことはない？
――強迫行為はやらないよりはやったほうが本当に良いのか

強迫症の当事者のなかには，「安心・安全に越したことはないので，強迫行為はやらないよりはやったほうが良い」という考え方を，潜在的に抱いている人もいます。もちろん強迫行為にはメリットもあるのでしょうが，「やらないよりはやったほうが良い」というのは，本当にそうなのでしょうか？　強迫行為によるメリット（得したこと）とデメリット（損したこと）を比べてみて，客観的に検討してみましょう。

強迫行為をすることの典型的なメリットは，「安心・安全の可能性が高まる」といったことでしょう。当然**「100％安全」というのはこの世に存在しないという前提がありますが**，強迫行為をすれば通常よりも少しは安全**かも**しれません。強迫行為をすれば，トラブルを回避できる可能性／確率はいくらか高まるかもしれません（ほとんど変わらない場合もあります)。一方，デメリット（損したこと）は何でしょうか？　これは前項で説明した保険によるコストと同じことがいえます。強迫行為には，一時的に安心できるというメリットがある一方で，どのようなデメリット（損したこと）があるのか，その典型的な具体例を以下に挙げてみました。

- 多くの時間が奪われる（強迫行為のせいで，多くの時間を無駄にした）
- 体力が奪われる（強迫行為に追われて，いつも疲れている）
- 自信をなくす（強迫行為ばかりしている自分を責めてしまい，自信が失われた）
- 挑戦する機会を失う（強迫行為のせいで，学業，仕事，趣味に挑戦するのを諦めた）
- 大事な人達との関係が悪化する（強迫行為のせいで，家族と口論になることが増えた）
- 経済的損失（働いていたら貰えていたはずの給与など）

- その他，強迫症になったことで奪われたもの全て

特に，強迫のせいで時間や労力が奪われるというデメリットは，ほとんどの当事者が体験しているでしょう。こうしてみると，強迫行為によって「安心できる」というメリットはあるでしょうが，その一方で，損したことのほうが多すぎることに気づけるでしょうか？　強迫行為をすることは「割に合っている」のでしょうか？　強迫行為は「仮に一利あったとしても，百害あり」なのではないでしょうか？　客観的に見直してみましょう。

1）つらいけれども目を逸らさないこと　強迫行為によって損したことに向き合うのは，とてもつらいことでしょう。当事者によっては，強迫行為のせいで本当に大切なものを失ってしまったからこそ，その事実から目を背けたいと思うかもしれません。ただ，強迫行為によって何を失ったのか，安心・安全を得るためにどのような代償を払ってきたのか，その現実に向き合い，心から悔しいと思うことは，「一時的な安全・安心というメリットを手放してでも，強迫行為を止めたい」というモチベーションを高めるために大切なことです。つらいかもしれませんが，その事実から目を逸らさず，未来へ進みましょう。

【ワーク1-5】強迫のメリット・デメリット分析

強迫行為によるメリットとデメリットについてのリストを書いてみましょう。注意として，強迫行為をすることで，安全でいられる可能性が高まるというメリットはあるかもしれませんが，それでも「100％絶対に安全はない」という点を忘れないでください（第1章-8参照）。

例）ヤマダさんのメリット・デメリットシート

強迫行為のメリット（得られたもの）	強迫行為のデメリット（損したことや代償）
• 空き巣による被害を避けられる可能性が，普通の家よりは高まるかもしれない（過剰な確認をしても100％防げるわけではない） • 確認することで，一時的に安心できる	• 確認のせいで多くの時間を無駄にした • 趣味がゆっくり楽しめなくなった • 確認に追われて，いつも疲れている • 確認がひどいせいで，遅刻を恐れ，友人と約束をすることができなくなった • 家族に「大丈夫？」と何度も聞いてしまい，口論になることが増えた • 強迫症になって自信がなくなってしまった

強迫行為のメリット （得られたもの）	強迫行為のデメリット （損したことや代償）

リストが書けたら以下の点について検討してみましょう。

- 強迫行為にはメリットもあるが，デメリットがあまりに多すぎではないだろうか？
- 強迫行為は，本当に私の役に立っているのだろうか？
- 強迫行為から得られるメリットを手放してでも，強迫行為を止めたい（これ以上，強迫に苦しみたくない）と思えるだろうか？　もしそうだとしたら，行動実験や曝露反応妨害法を試してみましょう（第1章-14～17）。

11. 万が一のトラブルが実際に起きてから対処しよう（責任を先延ばしにする）

「強迫行為はメリットに対してコストが大き過ぎる。割に合っていない」と思えたのなら，少し別の視点から対処法を考えてみましょう。例えば，「万が一のことが実際に起きてから対処しよう」と考えてみるのはどうでしょうか。この場合，万が一のトラブルが起きてしまったら，その時はそのトラブルによる苦労を甘んじて受け入れなければならないでしょう。しかし，それを受け入れる代わりに，あなたが何年も（人によっては何十年も）苦しんでいた強迫の悪循環から抜け出すことができることを保証します。

1 責任を先延ばしする

トラブルを「未然に防ぐ」という責任ではなく，「実際にトラブルが起きてから対処する」という責任のスタイルに変えてみましょう。もちろん，後者の方法だと，実際にトラブルが起きてしまった場合は，つらいかもしれません。ただ，その場合のつらさは，強迫症が続いてしまうつらさに比べたら，まだマシではないでしょうか？　例えば，仕事でミスをしてしまったら，その時は，謝罪や挽回するための対処に追われるかもしれません。そのようなトラブルが実際に起きたら，その責任を甘んじて受け入れる代わりに過剰な確認を毎日しなければいけないという責任を自分のなかで免除してみてはどうでしょうか。事実，人生における多くのトラブルは予測不可能です。今から10分後に大地震が起こるかもしれません。今日，他国からミサイルが飛んでくるかもしれません。明日，大きな病気を発症して緊急入院するかもしれません。もちろん，ほぼあり得ないことですが，未来は予測不可能であり，100％絶対大丈夫なんて保証はありません。こういった誰にも予想できないトラブルは，「実際にそれが起きた時に何とか対処するしかない」といえるでしょう。「人生には予測不可能なトラブルがある」という事実を受け入れ，「実際にトラブルが起きてから対処しよう」という考え方を，強迫に対する対処法として便利に使ってみましょう。

2 考え方を身につけるためには，具体的な行動の練習が必要

「実際にトラブルが起きてから対処しよう」という考え方を身につけるためには，そのことを繰り返し意識することも大切ですが，それだけでは不十分です。実際に，トラブルを予防するためにおこなっている強迫行為や回避を止める練習を繰り返すことで，「実際にトラブルが起きてから対処しよう」という考え方を，根本から学習することができます。強迫行為や回避を止める練習については，行動実験（第1章-14, 15）や曝露反応妨害法（第1章-17）を参考にしてください。

12. 仮説Aと仮説Bの比較（何が本当の困りごとなのか）

1 自分に起きている本当の困りごと（問題）を客観的に理解する

仮説Aと仮説Bの比較は，当事者を苦しめている「本当の困りごと」を客観的に理解していくための方法です（サルコフスキス，2011)。当事者に起きている本当の困りごとは，「何度も確認をしないと，確認不足があり，私のせいで取り返しのつかないトラブルが起きてしまうのでは」という思い込みに囚われてしまう悪循環に陥っていることです。この事実を明確にすることが，この方法の目的です。典型的な確認強迫の当事者の場合，仮説Aと仮説Bの困りごとは表1-5のようになります。両者は似たような文章ですが「実際に起きてしまう」という困りごとと，「思い込みに囚われている」という困りごとでは，大きな違いがあることに注目しましょう。

表1-5　仮説Aと仮説Bの比較

どちらが私に起きている本当の困りごと？	
仮説Aの困りごと：	仮説Bの困りごと：
私は何度も確認をしないと，確認不足があり，そのせいで取り返しのつかないトラブルが**実際に起きてしまう**ので困っている。	私は「何度も確認をしないと，確認不足があり，私のせいで取り返しのつかないトラブルが起きてしまうのでは」という**思い込みに囚われている**ので困っている。 確認をすればするほど，「確認したから大丈夫」と考えてしまい，安心・安全を求めるのが止められなくなる**悪循環に陥っている**ので困っている。

表1-5の2つの仮説を比べて，どちらが当事者に起こっている困りごとなのかを検討します。2つは，どちらも似たような文章なので違いに気づきにくいかもしれませんが，大きな違いがあります。仮説Aは，確認不足のせい

で，実際に重大なトラブルが起きてしまうという困りごとです。仮説Ｂは，確認不足のせいで，重大なトラブルが起きてしまうのではという**思い込みによる悪循環**に困っているということです。当事者は，自らの体験を振り返れば，仮説Ｂが本当の困りごとだと理解できると思います。このワークを通して，自分の本当の困りごとの内容を明確にし，最終的に，何をすること（何を止めること）が根本的解決になるのかを検討します（第１章-13-[1]参照）。以下に，これまで紹介してきたヤマダさん，コンさん，ハラさんの仮説Ａと仮説Ｂの比較について提示します。

[2] 仮説Ａと仮説Ｂを書いてみよう

1）家のことが気になるヤマダさんの仮説Ａと仮説Ｂ　ヤマダさんは外出時に，「鍵をかけ忘れていたら，空き巣に侵入されてしまう」という強迫観念に苦しんでいます。そのため，外出前に何度も玄関や窓の施錠の確認をしてしまう強迫行為をしてしまいます。確認が一通り終わって，やっと外出しようと思っても，また確認をやり直してしまうので，なかなか玄関から離れることができません。表1-6は，ヤマダさんの仮説Ａと仮説Ｂの比較です。

表1-6　ヤマダさんの仮説Ａと仮説Ｂの比較

どちらが私に起きている本当の困りごと？	
仮説Ａの困りごと：	仮説Ｂの困りごと：
私は何度も確認しておかないと，鍵をかけ忘れていて，空き巣に侵入されてしまうという最悪なトラブルが**実際に起きてしまう**ので困っている。	私は「何度も確認しておかないと鍵をかけ忘れていて，空き巣に侵入されてしまう」という**思い込みに囚われている**ので困っている。 確認をすればするほど，「確認したから大丈夫」と考えてしまい，安心・安全を求めるのが止められなくなる**悪循環に陥っている**ので困っている。

2）仕事のミスのことが気になるコンさんの仮説Aと仮説B　コンさんは，作成した書類にミスがないかを何度も確認してしまい，それが止められません。「万が一ミスがあったら，上司からひどく叱責されてしまう。会社にも大変な迷惑をかけてしまう」と心配になり，書類の確認に多くの時間と労力を割いてしまいます。表1-7は，コンさんの仮説Aと仮説Bの比較です。

表1-7　コンさんの仮説Aと仮説Bの比較

どちらが私に起きている本当の困りごと？	
仮説Aの困りごと：	**仮説Bの困りごと：**
私は何度も確認しておかないと，重大なミスがあり，そのせいで会社に多大な迷惑をかけてしまうという最悪なトラブルが**実際に起きてしまう**ので困っている。	私は，「何度も確認しておかないと重大なミスがあり，そのせいで会社に多大な迷惑をかけてしまう」という**思い込みに囚われている**ので困っている。 確認をすればするほど，「確認したから大丈夫」と考えてしまい，安心・安全を求めるのが止められなくなる**悪循環に陥っている**ので困っている。

3）大切な物を落としていないか気になるハラさんの仮説Aと仮説B　ハラさんは「カバンから，財布等の大切な物を落としてしまったのではないか。もし落としたら，免許証等を誰かに悪用されてしまう」という強迫観念に苦しんでいました。そのため，一日に何度もカバンや財布の中身を確認する強迫行為をしてしまいます。表1-8はハラさんの仮説Aと仮説Bの比較です。

表1-8　ハラさんの仮説Aと仮説Bの比較	
どちらが私に起きている本当の困りごと？	
仮説Aの困りごと：	仮説Bの困りごと：
私はカバンの中身を何度も確認しておかないと，財布を落とし，免許証等を悪用されるという最悪なトラブルが**実際に起きてしまう**ので困っている。	私は，「カバンの中身を何度も確認しておかないと，財布を落とし，免許証等を悪用される」という**思い込みに囚われている**ので困っている。 確認をすればするほど，「確認したから大丈夫」と考えてしまい，安心・安全を求めるのが止められなくなる**悪循環に陥っている**ので困っている。

【ワーク1-6】仮説Aと仮説Bの比較

具体例を参考にし，自分の症状についての仮説Aと仮説Bを作成して，本当の困りごとを明らかにしてみましょう。

どちらが私に起きている本当の困りごと？	
仮説Aの困りごと：	仮説Bの困りごと：

13. 自分の困りごとは仮説Bであるという根拠を明らかにする

当事者に起きている本当の困りごとは仮説Bである（思い込みによる悪循環に陥っている）という確信をさらに深めるために，次は，「自分の困りごとが仮説Bである」という根拠について検討してみましょう。例えば，以下のような事柄について検討してみましょう。

- 本当の困りごとが，仮説Bであると思える理由や根拠は何でしょうか？過去の経験を思い出しながら，その根拠について考えてみてください。
- 本当の困りごとは，仮説Aではないと思える理由や根拠は何でしょうか？

上記について検討し，当事者の困りごとが仮説A（確認不足のせいでトラブルが**実際に起きてしまうこと**）ではなく，仮説B（確認不足のせいでトラブルが起きてしまうのではという**思い込みに囚われ悪循環に陥っていること**）であるという根拠を，できるだけたくさん探していきましょう。当事者の困りごとが仮説Bであるという根拠の例としては，以下のようなものがあるでしょう。

- 「確認不足やミスがあったかも」と何度も心配になったことはあるが，実際はいつもちゃんとできていた。
- もし確認し忘れていたとしても，すぐに取り返しのつかないトラブルが起こるわけではない。実際，過去に確認し忘れたことや，ミスしたことはあったが，案外大丈夫だった。

上記のように，当事者の**過去の実体験**から，本当の困りごとは仮説Bである（Aではない）という根拠を探していきましょう。

1 仮説Bの解決策を話し合う（ここが重要）

当事者の困りごとが，仮説B（思い込みに囚われ悪循環に陥っていること）であるのなら，過剰な確認をすることは，本当に当事者の困りごとを解決する手段になるのかを検討してみましょう。

【ワーク1-7】仮説Bに対する解決策は何か？

仮説Bの困りごと（思い込みに囚われ悪循環に陥っているという困りごと）を解決する方法として正しいのは，以下の2つのうちどちらでしょうか？

- **強迫行為を続ける**　過剰な確認をしておかないと，私のせいで重大なトラブルが実際に起きてしまうので，過剰な確認することが解決策になる。
- **強迫行為を止める**　過剰な確認をすれば一時的に安心できるが，長期的にみれば，「確認したから大丈夫」と考えてしまい，安心・安全を求める傾向が止められなくなる悪循環に陥ってしまう。したがって，過剰な確認を止めることが根本的解決になる。

解決策について検討した結果，「強迫行為を止める」を選択したのであれば，行動実験をやってみましょう（第1章-14, 15）。「強迫行為を続ける」を選んだ場合は，実際にその解決策で本当に自分の困りごと（強迫症）が改善されるのかを，強迫のメカニズムの図（図1-3～1-5）を振り返りながら再検討してみましょう。

【ワーク1-8】仮説Aと仮説Bの比較と対処法

以下のようなシートを使って仮説Aと仮説Bの検討を進めてみましょう。

例）ヤマダさんの仮説Aと仮説Bの比較

どちらが私に起きている本当の困りごと？	
仮説Aの困りごと：	仮説Bの困りごと：
私は何度も確認しておかないと，鍵をかけ忘れていて，空き巣に侵入されてしまうという最悪なトラブルが**実際に起きてしまう**ので困っている。	私は「何度も確認しておかないと鍵をかけ忘れていて，空き巣に侵入されてしまうというトラブルが起きてしまう」という**思い込みに囚われている**ので困っている。 確認をすればするほど，「確認したから大丈夫」と考えてしまい，安心・安全を求めるのが止められなくなる**悪循環に陥っている**ので困っている。

上記を選択した根拠は何だろうか？（仮説Bを選択したのであれば，なぜ仮説Bが自分の困りごとだといえるのか，あるいは，自分の困りごとが仮説Aではないという根拠は何かを書いてみる）

- 「鍵をかけ忘れたかも」といった考えが浮かんだことは何度もあるが，結局いつも，ちゃんと閉まっていた。
- 仮に鍵をかけ忘れたとしても，空き巣によるトラブルが絶対に起こるわけではない。

自分の本当の困りごとに対する適切な対処法
強迫観念に従って確認をしてしまうと，“過剰な確認をしたから大丈夫だった”という思い込みが強くなってしまい，強迫症が治らない。私は強迫の悪循環に困っているのだから，確認しないという対処法をやってみたほうがよい。

どちらが私に起きているの本当の困りごと？	
仮説Ａの困りごと：	仮説Ｂの困りごと：

上記を選択した根拠は何だろうか？（仮説Ｂを選択したのであれば，なぜ仮説Ｂが自分の困りごとだといえるのか，あるいは，自分の困りごとが仮説Ａではないという根拠は何かを書いてみる）

自分の本当の困りごとに対する適切な対処法

14. 確認強迫に対する行動実験（現実では何が起こるのか）

行動実験は，「強迫行為や回避を止めてみると，現実では何が起こるのか」を実験しながら，強迫症の治療をおこなう手法です。行動実験によって，「強迫行為や回避をしなくても，予想していたほど恐ろしい出来事は起こらない」という事実を体験していきます。

1 行動実験のメタファー

例えば，「雷が鳴るとおヘソを隠さなきゃいけない。そうしないと，雷様におヘソを取られてしまう！」という迷信を信じている子どもがいます。その子は，雷が鳴るたびに必死に手でおヘソを隠しています。そして「僕はおヘソを手でちゃんと隠しているから，おヘソを取られずに済んでいるんだ」と思い込んでいます。さて，その子に「そんなの迷信だから，おヘソを隠す必要はないよ」という事実を理解させるためには，どのような方法が有効でしょうか。大人が言葉で説得して「おヘソは取られないから大丈夫だよ」と伝えてあげるのも一つの方法です。しかし，より効果的な方法は，実際におヘソから手をどかしてみても何も恐ろしいことは起こらない（おヘソは取られない）という事実を，子どもに体験させることです。

上記の例え話のように，トラブルを予防・回避するための強迫行為をしていると，「強迫行為をしたから大丈夫だった。安全・安心のためには強迫行為が必要だ」という考えに囚われてしまい，強迫行為が止められなくなってしまいます。さらに強迫行為を続けてしまうと，「本当は強迫行為をしなくても，何も恐ろしいことは起こらない」という事実に気づけなくなり，強迫行為が維持されてしまいます。このような思い込みによる悪循環を解決するために，実験だと思って強迫行為や回避を止めてみて，現実では何が起こるのかを検証してみる方法が，行動実験です。

2 行動実験の組み立て方

行動実験では，次項に提示したような表を使って実験計画を考え，実験結果と実験から得られた真実や新しい考え方を記録していきます。行動実験をおこなうことで，最終的に「強迫行為をしなくても，実際には，**予想していたほど**の恐ろしいことは起こらない」という現実を体験してもらいます。以下に具体例を用いて説明します。

1）家のことが気になるヤマダさんの行動実験　ヤマダさんは外出する際に，玄関や窓の鍵をかけたか気になり，何度も確認する強迫行為があります。「鍵をかけ忘れていたら，私の不注意のせいで空き巣に入られてしまう」と考えて不安になり，外出しようと思っても，またすぐ確認をやり直してしまうので，なかなか玄関から離れることができません。以下の表はヤマダさんの行動実験の記録です。

表1-9　ヤマダさんの行動実験の記録	
テーマにしたい強迫行為や回避（どのような強迫行為に苦しんでいるのか）	外出する際に，玄関や窓の鍵をかけたのか気になり，何度も確認してしまう。
実験内容（具体的に，どのような強迫行為を止めてみる実験をするのか）	玄関や窓の鍵をかけた後に，1回だけ確認してから近所のスーパーへ買い物に行く。
強迫観念に基づく予想（強迫行為を止めた場合，最悪，どのようなトラブルが起こると予想しているのか？）	帰宅後，玄関の鍵は開いていて，空き巣に侵入されている。
結果（現実では何が起こったのか？）	スーパーから帰宅後，玄関の鍵は普通にかかっていた。特に何もトラブルは起きていなかった。
考察（実験から何が学べたか）	確認を1回にしただけでも，ちゃんと鍵はかかっていたし，何もトラブルは起きなかった。次は確認を1回までにして，遠くの駅まで買い物に行ってみる実験をしてみよう。

2）仕事のミスのことが気になるコンさんの行動実験　コンさんは事務の仕事をしていますが，自分が作成した書類にミスがないかを何度も確認してしまい，それが止められない強迫行為に苦しんでいます。一つの書類を提出するのに10回ほど確認をしてしまいます。以下の表は，コンさんの行動実験の記録です。

表1-10　コンさんの行動実験の記録	
テーマにしたい強迫行為や回避（どのような強迫行為に苦しんでいるのか）	自分が作成した書類にミスがないかを何度も確認してしまう。
実験内容（具体的に，どのような強迫行為を止めてみる実験をするのか）	書類の確認を2回までにして提出する。不安になったとしても，再度確認するのではなく「実際にトラブルが起きてから対処しよう」という考え方を思い出しながら，過剰な確認をしないようにする。
強迫観念に基づく予想（強迫行為を止めた場合，最悪，どのようなトラブルが起こると予想しているのか？）	重大なミスがあり上司から厳しく叱責されてしまうだろう。
結果（現実では何が起こったのか？）	提出した後は，とても不安になったが，「実際にトラブルが起きてから対処しよう」と割り切って，確認を止めてみた。その結果，些細なミスや修正の指摘はあったが，大きな問題はなかった。上司からの叱責もなかった。
考察（実験から何が学べたか）	確認を減らしても，予想していた程のトラブルにはならなかった。100満点ではなく，ちょっとしたミスはあったが，すぐ対処できるものであり問題にはならなかった。ミスの修正は少し手間だが，強迫症が治らないよりは遥かにマシだ。

3）大切な物を落としていないか気になるハラさん　ハラさんは「カバンから財布を落としてしまったのではないか」と不安になり，カバンのチャックがピッタリ閉まっているか，そして，カバンのなかにちゃんと財布が入っているのかを何度も確認してしまう強迫行為に苦しんでいました。

表1-11　ハラさんの行動実験の記録	
テーマにしたい強迫行為や回避（どのような強迫行為に苦しんでいるのか）	カバンのチャックがピッタリ閉まっているか，何度も確認してしまう。
実験内容（具体的に，どのような強迫行為を止めてみる実験をするのか）	カバンのチャックをあえて5センチ開けたまま，公園を歩いたり，走ったり，ジャンプしたりしてみることで，カバンのなかの財布を落としてしまうのかを実験する。
強迫観念に基づく予想（強迫行為を止めた場合，最悪，どのようなトラブルが起こると予想しているのか？）	たとえ5センチでも，カバンのチャックを開けたまま行動したら，財布を落としてしまうだろう。
結果（現実では何が起こったのか？）	チャックを開けたまま，公園を歩いたり，走ったり，ジャンプしたりしてみたが，結局カバンから何一つなくなるものはなかった。同じ実験を，他の外出先（ショッピングモール）でもやってみたが，結果は同じだった。
考察（実験から何が学べたか）	カバンのチャックが少し開いていたくらいでは，カバンの中身は落ちないことを体験できた。今度は10センチほど開けてみて実験してみようと思う。

【ワーク1-9】行動実験をしてみよう

具体例を参考に，強迫行為や回避を止めてみると，現実では何が起こるのかを実験してみましょう。

テーマにしたい強迫行為や回避（どのような強迫行為に苦しんでいるのか）	
実験内容（具体的に，どのような強迫行為を止めてみる実験をするのか）	
強迫観念に基づく予想（強迫行為を止めた場合，最悪，どのようなトラブルが起こると予想しているのか？）	
結果（現実では何が起こったのか？）	
考察（実験から何が学べたか）	

15. 強迫行為を先延ばしにする行動実験

強迫行為をするタイミングを遅延させる「強迫行為の先延ばし」を実験することで「強迫行為をするタイミングを決めるのは自分自身である」という感覚を学習しましょう。また，強迫的な不安や衝動は一時的なものであり，時間を置くことでその不安や衝動が自然と小さくなるという体験をしてみましょう。

1 強迫行為をおこなうタイミングを自分の意志で先延ばししてみる

多くの当事者は，確認不足によるトラブルを回避したいという思いから，安全・安心のための強迫行為をしてしまいます。しかし，これまでも説明してきたように，強迫行為をすれば一時的に安心することができますが，デメリットとして悪循環に陥り，強迫症が維持されてしまいます。そこで，強迫観念による衝動に従って，「すぐさま」強迫行為をするのではなく，一定時間が経った後に強迫行為をおこなうようにしてみる強迫行為の先延ばしを試してみましょう。例えば，衝動的に強迫行為をしてしまうのではなく，30分後に先延ばししてみましょう。この練習の目標は次の2つです。

1）自分の行動を決定するのは強迫ではなく自分自身であることを学習する

当事者が強迫行為をするタイミングを意識的に先延ばしすることで，「自分の意志で強迫行為をするタイミングを決める」という経験をすることができます。強迫観念は，あなたの上司でもなく，師匠でもありません。強迫観念の命令に従って，いわれるがまま，強迫行為をするのではなく，**自分のタイミングで**強迫行為をすることで，「自分の行動を決めるのは，自分自身である」ことを体験しましょう。反対に，強迫観念の命令に従って行動してしまうと，強迫観念が自分の行動を支配する上司で，自分は強迫観念の部下という関係になってしまいます。自分の行動を支配するのは，強迫観念ではなく，自分自身であることを思い出しましょう。

2）時間が経過することで強迫的な衝動は小さくなり消えてしまう　多くの場合，先延ばしにされた強迫行為は忘れられてしまいます。なぜなら，「強迫行為をしなければ」という強い衝動は一時的なものであり，時間を置くことでその衝動が自然と弱くなることがあるからです。

極端な例ですが，焼肉を想像してみてください。焼肉は，何といっても焼きあがった直後が一番美味しそうです。食欲がそそられ「今すぐ食べたい」という衝動が一気に高まると思います。しかし，食べるのを先延ばしにしておいて，30分，さらに1時間くらい時間が経過してしまった焼肉は，冷たくて固くて干からびて……なんとも残念な感じです。「今すぐ食べたい」という衝動も失せてしまいます。食べることを忘れてしまうこともあるでしょう。強迫的な衝動もこれと似ています。強迫観念が浮かんだ直後が，最も「強迫行為をしなければ！」という衝動が強いです。しかし，強迫行為をするのを一定時間先延ばししてみると，「強迫行為をしなければ」という衝動は自然と弱くなり，最終的に，強迫行為をするのを忘れてしまうことがあります。つまり強迫の衝動には消費期限のようなものがあり，一定時間経過すると自然と弱くなることがあります。先延ばしにすることで，「強迫行為をしなければ」という衝動が自然と小さくなったら，そのまま強迫行為をしないようにしましょう。

強迫症の治療のためには，強迫行為を止める練習に取り組む必要があります。しかし，強迫行為を一切禁止にしてしまうと，かえって強迫行為をしたい衝動が反発的に高まり，失敗してしまうケースもあります。また，いきなり強迫行為をゼロにすることは難しいと考える当事者もいます。これに対して，先延ばしをするという練習は，強迫行為を完全に禁止するものではなく，タイミングを変えたり，遅延させたりすることだけを狙った練習ですので，比較的，当事者が取り組みやすい練習だと思います。いきなり曝露反応妨害法（第1章-17）に挑戦することが難しいと感じる当事者に有効です。

2 先延ばし行動実験を記録しよう

ハラさんは「カバンから財布を落としてしまったのではないか」という強

迫観念が浮かぶと不安になり，カバンのチャックがピッタリ閉まっているのか，カバンのなかにちゃんと財布が入っているのかを何度も確認してしまう強迫行為に苦しんでいました。ハラさんは，外出時，強迫観念が浮かぶ度にすぐさま強迫行為をしていたので，強迫行為をするタイミングを30分先延ばしにする行動実験をしました。以下，その記録です。

表1-12　ハラさんの先延ばし行動実験の記録

テーマにしたい強迫行為や回避（どのような強迫行為に苦しんでいるのか）	移動中に「財布を落としたかも」という強迫観念が浮かぶと不安になり，すぐさまカバンにちゃんと財布が入っているのかを確認してしまう。
実験内容（具体的に，どのような強迫行為を止めてみる実験をするのか）	移動中に，「財布を落としたかも」という強迫観念が浮かんでも，すぐにその場でカバンのなかを確認するのではなく，30分先延ばしにしてから確認するようにする。
強迫観念に基づく予想（強迫行為を止めた場合，最悪，どのようなトラブルが起こると予想しているのか？）	先延ばしをしようとしても，不安がどんどんと高まり我慢できなくて，結局すぐに確認してしまうだろう。また，確認を先延ばしにすると，財布を落としたことに気づくのが遅くなり，とても後悔するだろう。
結果（現実では何が起こったのか？）	移動中に「確認したい」という衝動を感じたが，「今すぐじゃなくてもいい」と考え，何とか先延ばしをした。最初の数分はつらかったが，10分経過したらほとんど確認したいと思わなくなった。その後，何度か不安に感じることはあったが，「後で確認しよう」と考えて，30分先延ばしすることができた。確認を先延ばしにしたが，もちろん，それでも財布を落とすことはなかった。
考察（実験から何が学べたか）	「確認したい」という衝動は，時間を遅延させることで小さくなることを体験できた。また強迫行為をするタイミングを自分で変えても，財布を落とすなどのトラブルは起こらなかった。強迫観念に従って行動する必要がないということを体験でき，自信がついた。

16. 強迫の射程距離から「いったん」離れてみる

「確認しなければ」という強迫観念を感じたら，その場所からいったん離れて距離をとりましょう。強迫的な衝動には射程距離があり，不安な場所から一定の距離を置くことで，その衝動が自然と小さくなるという体験をしてみましょう。

1 強迫の射程距離

極端な例ですが，もしあなたのすぐ隣に，食べ物に飢えている子どもがいたら，その子を助けてあげなければいけない責任をどの程度感じるでしょうか？　どのくらい，その状況をスルーできるでしょうか？　今度は仮に，同じように飢えている子が，違う国にいたとしたら，その子を助けなければいけない責任はどう変わるでしょうか？　おそらく，そこまで距離が離れてしまうと，「自分にはどうすることもできない」と感じ，「今すぐ助けなければ」という責任も下がってしまうと思います。これは「遠い国の子どものことなんて，ほうっておけば良い」ということをいっているのではなく，私達ができることには，限界（範囲）があるということです。対処しなければいけない状況が，物理的に近ければ近いほど，何か行動を起こさなければいけないという責任感が強くなります。

上記の例と同じように，強迫にも射程距離があります。強い強迫観念を感じるような場所から，物理的に離れることで，強迫行為をしたい衝動と責任が自然と下がることがあります。例えば，「確認しなければ」という強迫観念が浮かんだら，その強迫観念が浮かぶきっかけとなったスポットからすぐに離れて距離を置きましょう。強迫のスポットから一定の距離を置くことで，衝動が自然と小さくなり「もう確認をしなくてもいいや」「今更どうすることもできない」という気持ちになるでしょう。「確認しなければ」と感じるスポットから，すばやく物理的に距離を置いてみる行動実験を試してみましょう。

2 物理的に距離を置く行動実験を記録しよう

ヤマダさんは外出する際に，玄関や窓の鍵をかけたかが気になり，何度も確認してしまう強迫行為に苦しんでいます。「鍵をかけ忘れていたら，自分の不注意のせいで空き巣に入られてしまうのでは」と考えると不安になり，外出しようと思っても，またすぐ確認をやり直してしまい，なかなか玄関から離れることができません。表1-13は，ヤマダさんの物理的に距離を置く行動実験の記録です。

表1-13　ヤマダさんの物理的に距離を置く行動実験

テーマにしたい強迫行為や回避（どのような強迫行為に苦しんでいるのか）	外出しようと思っても，またすぐ施錠の確認をやり直してしまい，なかなか玄関から離れることができない。
実験内容（どのような強迫行為を止めてみる実験をするのか）	玄関の鍵をかけて一度だけ確認をしたら，すぐに家から離れて，目的地（駅）に向かう。
強迫観念に基づく予想（強迫行為を止めた場合，最悪，どのようなトラブルが起こると予想しているのか？）	家から離れれば離れるほど，不安が強くなって，耐えきれなくなってしまう。
結果（現実では何が起こったのか？）	玄関の鍵をかけて，家から10メートルほど離れたところで不安を感じ，確認したい衝動が起きたが，そのまま駅へと歩き続けた。家から100メートルくらい離れたら「今さら戻るのも面倒だし，もう仕方ない」と思えるようになり，不安は小さくなった。500メートルくらい離れたら，ほぼ不安はなくなっていた。
考察（実験から何が学べたか）	鍵をかけた後，玄関に留まっていると「確認のやり直し」をしたくなってしまう。そのため，鍵をかけたらすぐに家から離れて目的地へ向かったほうが，結果的に確認したい衝動や不安が小さくなることが分かった。

17. 確認強迫に対する曝露反応妨害法

曝露反応妨害法は，強迫症の治療に最も使用される方法です。不安を感じる状況にあえてチャレンジをし，今までしてきた強迫行為を段階的に止めて，最終的に不安に慣れていくことを目指す方法です。曝露とは，強い不安や強迫観念が起こる状況にあえて自ら直面する（曝露する）ことです。反応妨害とは，不安が起きたとしても，それを消すための強迫行為をせずに，不安が自然に軽減するまで待つという方法です。この曝露と反応妨害を同時におこなうのが曝露反応妨害法です。行動実験と共通点が多いのですが，行動実験は，強迫行為を止めることで「現実では何が起こるのか」を検証し，実験データから，新しい考え方や真実を発見する手法です。一方，曝露反応妨害法は「不安に慣れる」ことを目標にしており，繰り返しの練習が必要です。

1 確認が止められなくなるメカニズム

曝露反応妨害法をおこなう前に，強迫行為が止められなくなるメカニズムをおさらいしましょう。例えば，「ミスや確認不足などがあると，そのせいで重大なトラブルが起こるかもしれない」といった強迫観念が浮かぶと，強い不安と同時に，過剰な確認をしたい衝動が起こります。そこですぐに過剰な確認による対処をすれば，不安は一時的に下がるでしょう。しかし，そこで過剰な確認をしてしまうと「確認したから大丈夫だった」ということを学習してしまい，安全・安心を求める過剰な確認が止められなくなってしまいます。

2 強迫行為をせずとも，不安はだんだんと小さくなる

不安を打ち消すような行為をせずに自然にしていれば，だんだんと不安は下がっていきます。このように，不安を打ち消す行動をせずとも，不安が徐々に小さくなっていき，不安に慣れていく現象を慣化（かんか）といいます。つまり，強迫行為をせずとも，強迫観念による不安は，時間が経過するごとに落ち着い

ていき，自然と小さくなっていくということです。このように曝露反応妨害法は，人の「不安に慣れる」という特性を利用したアプローチです。

慣化は，多くの人が人生で何度も経験したことがある現象です。例えば，「学校の試験」といった状況を思い出してください。試験の直前や，試験が始まった直後は，誰でも不安に感じるでしょう。しかし，試験が始まってしばらく時間が経つと，段々と試験の雰囲気にも慣れ，不安も少しずつ落ち着いて，試験に集中できるようになります。例えばジェットコースターも，最初は誰でも怖いでしょうが，何回か乗っているうちに段々と慣れていくことがあります。このような経験も慣化と同じ現象です。

③ 毎日やることが大切

曝露反応妨害法は，一度やっただけでは効果はみられません。少なくとも4週間以上，継続的に練習しないと，効果はみられないでしょう。ポイントは「不安に感じることは生活のなかで頻繁にあるので，あえて自分から不安な状況に近づく必要はない」と考えるのではなく，自ら曝露する練習を計画することです。

④ 徹底的に反応妨害することが大切

不安に早く慣れるためには，徹底的に反応妨害をする必要があります。反応妨害が中途半端だと，余計に不安になり，確認したくなる衝動が高まってしまいます（図1-6)。例えば，鍵の確認や，ガスコンロの火元確認といった課題であれば，一度確認をしたら直ちに外出をして，できるだけ家から**距離をとって離れること**をおすすめします（第1章-16)。強迫には射程距離があり，強迫のスポットから早く離脱したほうが，早く不安は小さくなるでしょう。反対に，外出したにもかかわらず，自宅の近くに留まってしまうと「大丈夫かな。やっぱりもう一度確認したほうが良いかもしれない」といった強迫観念が浮かびやすくなります。例えば，外出した後は，自宅の近辺に留まるのではなく，直ちに駅に向かって電車に乗ったり，早く職場や学校等の目的地まで行ったりしたほうが，「ここまで来たら，もう引き返すのは無理だし

図1-6　不安に慣れるまでのプロセス

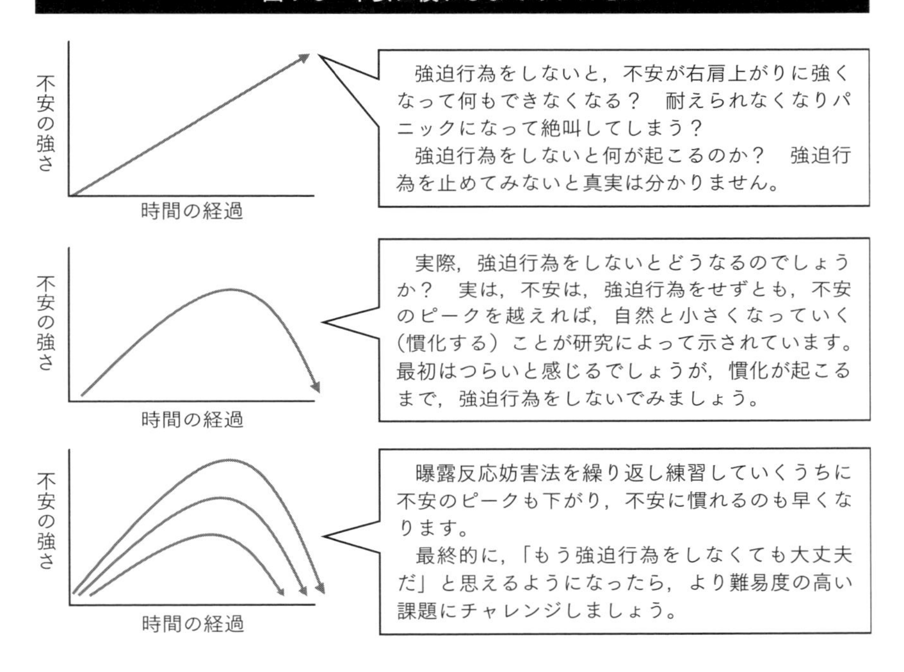

面倒だ」と感じ，不安も小さくなるでしょう。

5 行動実験と組み合わせながらやってみよう

曝露反応妨害法と，行動実験には，さまざまな共通点があります。行動実験のように，「確認を止めてみた結果，予想していた恐ろしいトラブルが起きたのだろうか？　それとも，何も恐ろしいことは起こらなかったのだろうか？」といった結果についても，曝露反応妨害法をしながら検討してみましょう。また，行動実験によって，あらかじめ「不安は自然と慣化する」というデータを収集できていると，曝露反応妨害法に挑戦しやすくなるでしょう（第1章-17-2）。

⑥ はしごを一段ずつのぼるように，できそうなことから１歩ずつチャレンジ

曝露反応妨害法をおこなう場合は，少しずつ段階的に不安のレベルを高めていくことが大切です。そのために，不安の強さのレベルをステップにした表を作成すると分かりやすいでしょう。この表を**不安階層表**といいます（表1-14）。不安階層表は，例えるのなら，自分自身の恐怖の「はしご」をのぼるようなものです。「頑張ればできるだろう」と思えるくらいの簡単なレベルから始め，一段のぼることができたら，それができた自分を称賛し，次のステップへ進んでいきます。こうしてゴールを目指します。最初は，治療者や家族に手伝ってもらいながらでも構いません。はじめは怖いと思うでしょうが，恐怖のはしごをのぼるたびに，達成感と自信が高まっていくことを体験してみてください！

1）家のことが気になるヤマダさんの不安階層表　ヤマダさんは，外出前に水道の蛇口の確認，電化製品のコンセントの確認，ガスコンロの確認，玄関の施錠の確認を何度もおこなってしまい，それが止められない強迫行為をしていました。ヤマダさんは，以下のような不安階層表を作り，ステップ1から順番に曝露反応妨害法をおこないました。

表1-14　ヤマダさんの不安階層表の例

ステップ8（ゴール）	玄関の鍵の確認を1回だけにして，仕事へ行く
ステップ7	玄関の鍵の確認を1回だけにして，近所のスーパーへ買い物に行く
ステップ6	ガスコンロのスイッチの確認を1回だけにして，仕事へ行く
ステップ5	ガスコンロのスイッチの確認を1回だけにして，近所のスーパーに買い物へ行く
ステップ4	電化製品（例：ドライヤー）のコンセントの確認を1回だけにして，仕事へ行く
ステップ3	電化製品（例：ドライヤー）のコンセントの確認を1回だけにして，近所のスーパーに買い物へ行く

ステップ2	水道の蛇口の確認を1回だけにして，仕事へ行く
ステップ1	水道の蛇口の確認を1回だけにして，近所のスーパーに買い物へ行く

2）仕事のミスのことが気になるコンさんの不安階層表　コンさんは事務の仕事をしていますが，自分が作成した書類にミスがないかを何度も確認してしまい，それが止められない強迫行為に苦しんでいます。普段は一つの書類を提出するのに，10回ほど確認をしてしまいます。また，不安が強い時は，同僚に「大丈夫ですよね？」と質問をして，再保証を求めてしまいます。

表1-15　コンさんの不安階層表の例

ステップ6（ゴール）	書類の確認を2回以内にして，それ以上確認したくなっても次の仕事に移る
ステップ5	書類の確認を3回以内にして，それ以上確認したくなっても次の仕事に移る
ステップ4	書類の確認を4回以内にして，それ以上確認したくなっても次の仕事に移る
ステップ3	書類の確認を5回以内にして，それ以上確認したくなっても次の仕事に移る
ステップ2	書類の確認を7回以内にして，それ以上確認したくなっても次の仕事に移る
ステップ1	他人に「これで大丈夫だよね？」と念のための質問をする再保証を止める

3）大切な物を落としていないか気になるハラさんの不安階層表　ハラさんは「財布や免許証など，大切な物を落としてしまったのではないか」という強迫観念と，カバンや財布の中身を何度も確認したり，カバンのチャックが閉まっているかを確認したりする強迫行為がありました。さらに，特定の物ではなく漠然と何か大切な物を落としていたのではないかという強迫観念も浮かび，自分が歩いてきた道中を引き返して，自分が落とし物をしていなかっ

たかを確認してしまうこともありました。

表1-16 ハラさんの不安階層表の例	
ステップ6（ゴール）	移動中に，カバンのチャックが閉まっているかを一度も確認しないで，目的地まで行く
ステップ5	移動中に，カバンのチャックが閉まっているかを確認するのは1回だけにして，目的地まで行く
ステップ4	移動中に，カバンの中身を一度も確認しないで，目的地まで行く
ステップ3	移動中に，カバンの中身を確認するのは一度だけにして，目的地まで行く
ステップ2	財布を使用する時以外は，財布の中身を確認しない
ステップ1	漠然と「何か落としたかもしれない」という強迫観念が浮かんだとしても，来た道を戻らないで，目的地へと進む

7 計画変更もある（柔軟に対応しよう）

上記のようなスモールステップの表を作り，計画的に曝露反応妨害法をおこなっていきましょう。ただし，計画は途中で変わることもあります。場合によっては，不安階層表のステップを入れ替えたり，新しいステップを追加したりすることがあります。柔軟に対応していきましょう。治療者や主治医がいる場合は，相談しながら，段階的に曝露反応妨害法に挑戦し，「強迫行為をせずとも，不安は自然と小さくなる」という慣化を体験してみてください。

8 確認をやめる練習の最中に，ミスが起きてしまったら

過剰な確認をやめる練習をしている過程で，運悪く，確認不足によるミスやトラブルが起きてしまうことだってあるでしょう（ミスは誰にでも起きるものであり，100%防げるものではありません)。そして「ミスを防ぐためには，やっぱり強迫的に確認することは必要なことだ」と感じてしまうかもしれません。しかし，少し待って考えてみましょう。その起きたミスは，本当

に取返しのつかない絶体絶命なトラブルになっていたでしょうか？　それとも，「大きなトラブルにはならなかった」「ミスがあっても，何とか後で修正できた」ということはないでしょうか？　例えば，うっかり玄関の鍵をかけ忘れてしまっていたとしても，結局は何も起こらないかもしれません。仕事でミスをしてしまったとしても，それほど厳しく叱責されなかったり，後で修正すれば何とかなったりするかもしれません。うっかり人とぶつかってしまったとしても，すぐにあやまれば，何も起きないかもしれません。このように，確認をやめていく過程でミスが起きたとしても，「予想していたほど恐ろしいことは起こらない」「少し面倒なことになったが，絶体絶命ではなく，解決できることだった」「ミスが起きたとしても，それほど最悪なトラブルにはならなかった（強迫症よりはずっとマシなトラブルだった）」という見方ができないか，探してみましょう。そして，ある程度のトラブルが起きてしまう人生を受け入れ，引き続き，過剰な確認を止める練習を続けてみましょう。

【ワーク1-10】 不安階層表を作ろう

具体例を参考にし，不安階層表を作成してみましょう。

ステップ6 （ゴール）	
ステップ5	
ステップ4	
ステップ3	
ステップ2	
ステップ1	

第2章

加害恐怖を伴う確認強迫に対する認知行動療法

1. 加害恐怖を伴う確認強迫の当事者の具体例

加害恐怖をもつ当事者は，「私は，うっかり他人に迷惑をかけたり，危害を加えてしまったりしたのではないか？」という強迫観念に苦しんでいます。その強迫観念は，「絶対にそうだ！」という確信があるのではなく，「もしかしたら」という疑念であることが一般的です。そして，「万が一，他人に迷惑をかけていたら大変なことになる。ほうっておいてはいけない」という強い不安を感じると，他人に迷惑をかけていなかったかを何度も確認してしまう強迫行為をおこないます。以下に，加害恐怖の架空事例を説明します。

1）車で人を轢いてしまったのではないかと心配しているノリさん　ノリさんは妻と二人で生活している営業職のサラリーマンです。ノリさんは車を運転していると，「うっかり車で人を轢いてしまったのではないか？　そのまま放置していたら，轢き逃げで捕まってしまう！」という強迫観念が浮かんでしまいます。このような強迫観念が浮かぶと，自分が運転してきた道を引き返し，倒れている人がいないかを何度も確認する強迫行為をしてしまいます。また，車から降りた後に，車のボディをチェックし，人とぶつかった痕跡がないかを確認します。さらに助手席に誰か乗っていないと不安で，一人で運転をすることができません。助手席にいる妻に，「大丈夫だったよね？ぶつかっていないよね？」と繰り返し質問をして，少しでも安心しようとします。このような強迫に苦しんでいるため，車に乗るのを極力避けるようになりました。

2）すれ違った相手にケガをさせていないか心配しているハタケさん　ハタケさんは，専門学校に通う男性です。ハタケさんは，人混みの多い場所を歩いていると，「気づかないうちに人とぶつかってしまっていて，相手に大ケガをさせてしまったのではないか？」という強迫観念に苦しんでいます。強迫行為として，歩きながら後ろを何度も振り返ったり，通ってきた道を引き返したりして，ケガをしている人がいないかを確認するのが止められません。特に，お年寄りや子どもをみかけると，うっかりぶつかってしまうのが怖いので，極端に避けて近づかないようにしています。また，自分がもっているカバンや荷物が他人にぶつかってしまうのが心配なので，できるだけカバン等をもたずに外出しています。他人とぶつかるのが怖いので，駅前やショッピングモール等の人の多い場所には一人で行くことができず，親が一緒にいないと，歩くことができません。

3）お店に迷惑をかけてしまうことを心配しているココさん　ココさんは，最近結婚したばかりの女性で，専業主婦をしています。ココさんは，買い物に行くと，「気づかないうちに商品がカバンのなかに入ってしまい，万引きしてしまうのではないか」という強迫観念が頭に浮かびます。そのような強迫観念が浮かぶと，カバンの中身をみて，何も商品が入っていないことを頻繁に確認してしまいます。帰宅後も，自分が買った商品とレシートを見比べて，自分がちゃんと商品を購入していたかを何度も入念に確認します。このような強迫行為がつらいので，最近は，できるだけ買い物に行かないように回避しています。どうしても買い物に行かなければならない時は，目的の商品を少数だけ購入して，短時間で店から出るようにしています。

2. 不快な雑念と強迫を悪化させる思い込み

1 加害恐怖を感じるのは異常なことなのか？

加害恐怖を伴う確認強迫の当事者は，「気づかないところで他人に迷惑をかけてしまったのではないか」「うっかり，他人を傷つけてしまったのではないか」といった考えが侵入的に頭に浮かびます。この強迫観念は，強迫症の人に特有な「異常な思考」のように感じる人もいるかもしれません。しかし，研究によれば，他人を傷つけてしまうことを心配する加害恐怖のような思考は，健常者でも日常的に体験していることが示されています。例えば，表2-1は，健常者100名を対象にした調査の結果です（Moritz & Hauschildt, 2016)。

表2-1　加害恐怖に関する考えが浮かぶことがあるか？（精神疾患のない健常者100名を対象にした調査の結果）

加害恐怖に関する考え	%
車を運転するときは，事故を起こして人にケガをさせることを，とても心配する。	37
不用意に誰かを傷つけるのではないかと心配することがある。	30
車を運転するときは，気づかずに動物を轢いてしまうと怖いので，いつもとは違う音に対して敏感に注意を払う。	16
知らないところで，罪を犯していたのではないかと，しばしば考えることがある。	13

上記の調査結果のように，加害恐怖に関する思考は，健常者でも浮かぶことがあります。強迫症の当事者の割合は全人口の約1%ですので，それと比べると，より多くの健常者が強迫観念と同じような思考を体験しているといえるでしょう。したがって，加害恐怖に関する考えが浮かぶことは，それ自体は病的なものではなく，ノーマルな体験であるということです。このような思考は，病的な強迫観念と区別するため，不快な雑念（侵入思考）と呼ば

れます。そして認知行動療法では，「加害恐怖に関する思考が浮かぶこと自体は，病的なものではなく，健常者にもみられるノーマルな体験である」という解釈をしていきます（これをノーマライジングといいます）。ノーマライジングによって，加害恐怖のような雑念が浮かぶという体験を「異常なことだ」とネガティブに拡大解釈しないことがまずは大切です。

2 問題なのは強迫を悪化させる思い込み

ノーマルな雑念が，なぜアブノーマルな強迫観念になってしまうのでしょうか。健常者と強迫症の当事者の違いは何でしょうか。その理由の一つとして，強迫症の当事者は，以下のようなネガティブな思い込みが強いために，本来ノーマルなはずの雑念が，病的な強迫観念へと発展してしまうといわれています。以下に，強迫を悪化させる典型的な思い込みについて説明します。

1）自己に対する脅威的解釈　加害恐怖の当事者は，「自分は不注意でうっかりしている，危険な人間だ」というように，自分自身に対してネガティブな思い込みをもっていることがあります。このような思い込みが強いと，「気づかないところで，自分は他人に迷惑をかけていたかもしれない」という雑念が浮かびやすくなります。例えば，「自分はとても不注意でうっかりしている，危険なドライバーだ」という思い込みが強い人ほど，「うっかり人を轢いてしまったかもしれない」という雑念を抱きやすくなるでしょう。

2）過剰な責任感　過剰な責任感とは，「何か危険なことが起こるのを，自分の努力で何としてでも防がなくてはならない」という強い責任を感じてしまう考え方です。例えば「人様に迷惑をかけていたかもしれないのに，何もせずに見過ごすのは無責任だ」といった考え方があるでしょう。また例えば，人とすれ違った時に他人とぶつかってしまうという出来事に対する責任について，「全て自分に非がある」と思い込んでしまいます。客観的に考えれば，ぶつかった相手にも，ある程度の非があるかもしれないのに，「全て自分が悪い」と考えてしまいます。

図2-1　雑念と思い込みの違い

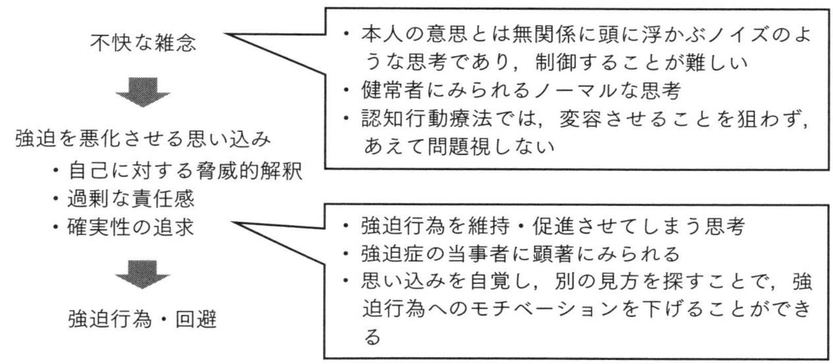

不快な雑念

強迫を悪化させる思い込み
- 自己に対する脅威的解釈
- 過剰な責任感
- 確実性の追求

強迫行為・回避

- 本人の意思とは無関係に頭に浮かぶノイズのような思考であり，制御することが難しい
- 健常者にみられるノーマルな思考
- 認知行動療法では，変容させることを狙わず，あえて問題視しない

- 強迫行為を維持・促進させてしまう思考
- 強迫症の当事者に顕著にみられる
- 思い込みを自覚し，別の見方を探すことで，強迫行為へのモチベーションを下げることができる

3）確実性の追求（100％の安全・安心がほしい） 強迫症の当事者は，「絶対大丈夫」という確証がない“曖昧な状況”に対して強い不安と疑念を感じます。曖昧な状況に耐えきれず，当事者は「大丈夫」という確証を得るために過剰な確認をしてしまいます。例えば，人混みを歩いている時に，「他人とぶつかって，ケガをさせたかもしれない」という雑念が浮かぶと，強い不安を感じてしまいます。そして，その不安を払拭するため，わざわざ道を引き返して確認をすることで「誰もケガしていない。大丈夫だった」という確実な安心・安全を求めてしまい，それがだんだんと止められなくなってしまいます。

③ 何が正常で，何が問題なのか？

大切なのは，不快な雑念が浮かぶことは問題ではなく，強迫を悪化させてしまう思い込みこそが問題であるということを理解することです（図2-1）。不快な雑念と思い込みは，両者とも「思考」ですので，その違いが分かりづらいかもしれません。両者の違いについての詳細は第1章の表1-2を参考にしてください。

3. 強迫行為の悪循環

加害恐怖の当事者は，危険なトラブルを予防・回避するために，以下のような強迫行為や回避をおこないます。その例をいくつか説明します。

1）過剰な確認　「他人に迷惑をかけたり，傷つけたりしていなかった」という安心を得るために，何度も確認してしまいます。具体例として，以下のような行動があります。

- 他人に迷惑をかけた可能性がある現場に戻り，何も起きていないことを確認する
- 自分が車で通った道を引き返したり，ドライブレコーダーを確認したりする
- 後ろを何度も振り返って，他人を傷つけていないか，倒れている人がいないか確認する
- 自分の記憶をたどり，他人に迷惑をかけるような行動を自分がしていなかったかを振り返ったり，頭のなかで再現したりする
- 車に妙なへこみや，血のようなものがついていないか確認する
- インターネットで自分が指名手配されていないか，事故のニュースがないかを確認する

2）過度な用心　他人に迷惑をかけたり，傷つけたりすることがないように，とても慎重に行動することでトラブルを予防・回避しようとします。以下は，その具体例です。

- 運転をする時は，スピードを極力出さないようにする
- とてもゆっくり歩いて，他人にぶつからないように過剰に配慮する
- 人にぶつけてしまいそうなカバン等をもたないようにする
- 店で，自分が買う予定以外の商品を絶対に触らないようにする

3）再保証を求める　家族などの他人に「大丈夫だったよね？」「私は何も悪いことしていないよね？」という質問をして，大丈夫だったという保証を繰り返し求めてしまいます。以下は，その具体例です。

- 家族や友人などに「大丈夫だったよね？」と繰り返し質問する
- 誰かに「監視役」になってもらう（助手席に誰かいないと運転できない）

4）回避　強い不安を感じる状況や特定の人を回避することで，他人に迷惑をかけてしまうというトラブルが起こるのを避けようとすることがあります。以下は，その具体例です。

- 他人に迷惑をかける可能性があるので外出しない
- 店に迷惑をかけてしまうかもしれないので，店に行かない
- 車や自転車等の運転をしない
- 人混みに行かない／子どもや高齢者等ぶつかったら危険そうな人を過度に避ける

1 強迫行為の悪循環をメタファーで理解する

強迫症の当事者は，「他人に迷惑をかけてしまったのでは」という不安を解消するため，過剰な確認などの強迫行為をしてしまいます。過剰な確認をすれば一時的に安心を得られるので，ついやってしまうかもしれません。しかし，確認は一時的な対処法でしかなく，長期的にみれば「確認をしたから，大丈夫だったのだ」という思い込みが強くなってしまい，過剰な確認が止められなくなってしまいます。このメカニズムを説明するためには，第1章-4-2と図1-2のいじめのメタファーを用いた心理教育が役に立ちます。

4. 加害恐怖を伴う確認強迫のメカニズムを図で理解する

強迫症がどのように維持・悪化されているのかを図にしながら，客観的に理解していきましょう。一般的に加害恐怖の強迫症は，図2-2のように，a. きっかけとなる出来事／不快な雑念⇒b. 強迫を悪化させる思い込み⇒c. 強迫行為・回避⇒d. 強迫の悪循環というメカニズムで維持されてしまいます。強迫のメカニズムを図にすることで，何が強迫を維持している要因なのか，そして，何を変えることが改善に繋がるのかを客観的に理解することができ，治療への道筋がみえてきます。この作業で最も大切なことは，「強迫行為をすれば一時的に安心できるが，一方で長期的にみると，強迫症状が維持されてしまう」という悪循環のメカニズムを理解することです。悪循環のメカニズムを理解するために，図1-2のメタファーを振り返ってみると良いでしょう。

以下に，冒頭で説明したノリさん，ハタケさん，ココさん達の確認強迫のメカニズムの図を示しました。自分と最も似ている図をみつけて，参考にしてみましょう。また自分自身の強迫症のメカニズムの図も作成してみましょう。図を作成するときは，最も頻繁に起こり生活に支障をきたしている強迫症状，あるいは，ここ最近に体験した強迫症状を1つだけ選び，それをテーマにして書くのが良いでしょう。

図2-2　車で人を轢いてしまったのではないかと心配しているノリさんのメカニズム

a．きっかけとなる出来事／不快な雑念
車で人を轢いてしまったかもしれない

b．強迫を悪化させる思い込み
- 自己に対する脅威的解釈（自分はとても不注意でうっかりしている，危険なドライバーだ）
- 過剰な責任感（人を轢いてしまったかもしれないと気づいているのに，何もせずに見過ごすのは無責任だ。今からでも戻って確認すれば，罪を少しでも減らすことができる）
- 確実性の追求（確認をして，確実な安全・安心を追求しなければいけない）

c．強迫行為・回避
- 道を引き返して，大丈夫だったか確認する
- 車のボディを確認し，事故の痕跡がないか調べる
- 同乗者に，「大丈夫だったよね？」と確認する

d．強迫行為の悪循環
強迫行為をすれば，一時的に安心できる。
しかし，以下のようなデメリットがあり，長期的にみれば強迫症が維持されてしまう。
- 「強迫行為をしたから，最悪なトラブルを防ぐことができた」と思い込んでしまい，安全・安心を求める強迫行為が止められなくなる。
- 「強迫行為をしなくても，現実では，予想していた程の恐ろしいトラブルは起こらない」ことを体験できなくなる。そのため，強迫を悪化させる思い込みが維持されてしまう。

図2-3　すれ違った相手にケガをさせていないか心配しているハタケさんのメカニズム

a．きっかけとなる出来事／不快な雑念
うっかり人とぶつかってしまっていて，相手にケガをさせてしまったのではないか

b．強迫を悪化させる思い込み
- 自己に対する脅威的解釈（自分はとても不注意で，うっかり人とぶつかりやすい危険な人間だ）
- 過剰な責任感（人とぶつかったかもしれないと気づいているのに，何もせずに見過ごすのは無責任だ）
- 確実性の追求（確認をして，確実な安全・安心を追求しなければいけない）

c．強迫行為・回避
- 後ろを何度も振り返って大丈夫だったか確認する
- 通ってきた道を引き返して確認する
- 人混みを避ける／カバンをもたない

d．強迫行為の悪循環
強迫行為をすれば，一時的に安心できる。
しかし，以下のようなデメリットがあり，長期的にみれば強迫症が維持されてしまう。
- 「強迫行為をしたから，最悪なトラブルを防ぐことができた」と思い込んでしまい，安全・安心を求める強迫行為が止められなくなる。
- 「強迫行為をしなくても，現実では，予想していた程の恐ろしいトラブルは起こらない」ことを体験できなくなる。そのため，強迫を悪化させる思い込みが維持されてしまう。

図2-4　お店に迷惑をかけてしまうことを心配しているココさんのメカニズム

a．きっかけとなる出来事／不快な雑念
気づかないうちに万引きしたかもしれない

b．強迫を悪化させる思い込み
- 自己に対する脅威的解釈（自分はとても不注意で，うっかりトラブルを起こしやすい人間だ）
- 過剰な責任感（万引きしたかもしれないと気づいているのに，何もせず見過ごすのは無責任だ）
- 確実性の追求（確認をして，確実な安全・安心を追求しなければいけない）

c．強迫行為・回避
- カバンの中身を確認する
- 購入した商品とレシートを照合させて確認する
- 必要最低限の商品しか購入しないようにする
- 一人で買い物に行かない

d．強迫行為の悪循環
強迫行為をすれば，一時的に安心できる。
しかし，以下のようなデメリットがあり，長期的にみれば強迫症が維持されてしまう。
- 「強迫行為をしたから，最悪なトラブルを防ぐことができた」と思い込んでしまい，安全・安心を求める強迫行為が止められなくなる。
- 「強迫行為をしなくても，現実では，予想していた程の恐ろしいトラブルは起こらない」ことを体験できなくなる。そのため，強迫を悪化させる思い込みが維持されてしまう。

5. 自己に対する脅威的解釈に対処する

ノリさんは，「車で人を轢いてしまったのではないか」という強迫観念に悩まされ，自分が通ってきた道を引き返して確認するという強迫行為が止められません。ノリさんのような加害恐怖の当事者は，自分のことを，「とても不注意でうっかりしている危ない人間だ」と思い込んでいる場合があります。普段は意識していなくても，潜在的にそう思い込んでいる可能性もあります。

1 自分は本当に危険な人間なのか，それとも心配性な人間なのか

当事者の「自分は不注意で危険な人間だ」という思い込みに対して，それとは違う，別の見方がないか探してみましょう。例えば，当事者は本当は「自分は不注意でうっかりしている危険な人間だ」と心配しすぎている，心配性な人間なのではないでしょうか。なぜなら，本当に危険な人間が「自分は危険な人間だ」と心配したり，悩んだりするでしょうか。飲酒運転や無免許運転を平気でするような危険なドライバーが，「自分は危険なドライバーかもしれない……」と心配したり，用心したり，過剰に確認したりするでしょうか。それはあまりにも不自然でしょう。当事者が「自分は危険な人間で，気づかぬうちに悪いことをしていたかもしれない」と心配しているのであれば，その時点でもう既に危険な人間とは程遠い，心配症な人間なのではないでしょうか。本当に危険な人間と，「自分は危険な人間なのではないか？」と悩んでいる心配性な人間では，大きな違いがあります。表2-2をみてください。

表2-2　本当に危険な人と心配性な人の違い	
心配性な人の特徴	本当に危険な人の特徴 （例：飲酒運転を平気でできるドライバー）
「うっかり，他人を傷つけたり，迷惑かけたりしたのではないか」と心配したり，悩んだりする	「うっかり，他人を傷つけたり，迷惑かけたりしたのではないか」と心配したり，悩んだりしない
「他人に迷惑をかけてはならない／傷つけてはならない」という安全に対する意識が高いがゆえに，上記のような心配をしてしまう	「他人に迷惑をかけてはならない／傷つけてはならない」という安全に対する意識が低いからこそ，上記のような心配をすることがない
実際に，他人に迷惑をかけてしまう可能性が低い	実際に，他人に迷惑をかけてしまう可能性が高い

【ワーク2-1】危険な人間か，心配性な人間か？

- 加害恐怖の当事者は，「不注意で，安全に対する意識が低い危険な人間」でしょうか？　それとも，「安全に対する意識が高い心配性な人間」なのでしょうか？　表2-2に基づいて検討してみましょう。
- 安全に対する意識が高い心配性な人であれば，実際に何かトラブルを起こしてしまう可能性が高いといえるでしょうか？　客観的な視点に立って自問自答してみましょう。または専門家や身近な他人と一緒に話し合ってみましょう。

心配性な人の特徴	本当に危険な人の特徴

6. 「絶対大丈夫」を求めて本当に大丈夫？（確実性の追求）

1 確実性の追求（100％の安全・安心がほしい）

強迫症の当事者は，「絶対大丈夫」という安心・安全を求めるために，過剰な確認をしてしまう場合があります。当事者は，「絶対大丈夫」という確証がない，不確実で曖昧な状況に対して，強い不安を感じます。例えば，「どこかで人に迷惑をかけていたかもしれない」という疑念が浮かんだ場合，「そんなの考えすぎだ」と分かっていても，「でも万が一，本当に，他人に迷惑をかけていたらどうしよう」と考え，その絶対大丈夫とはいえない曖昧な状況に対して動揺してしまいます。そして「大丈夫」という確証を求めるための強迫行為（過剰な確認）をしてしまいます。

2 絶対大丈夫はない。かといって，絶体絶命もない

前項（第2章-5）で説明したように，当事者は，安全に対する意識が高い心配性な人間なので，うっかり他人を傷つけてしまうといったトラブルを起こすことは，ほとんどないでしょう。しかし，つらいことかもしれませんが，究極をいえば**「絶対大丈夫」というものはこの世に存在しないという現実を受け入れてみることが大切です**。つまり，他人に迷惑をかけてしまう確率を完全にゼロにできないという事実を受け入れることです。どんな善人であっても，人様に迷惑をかけてしまうことはあるでしょう。どんなに注意深く用心しても，人にぶつかってしまうこともあります。どんなに車の運転が上手い人だって，事故に遭うことはあるでしょう（相手からぶつかってくることもあります）。つまり，世の中に絶対大丈夫（トラブルが起こる確率は0%）はないといえるでしょう。「生きていれば，人に迷惑をかけることがある」というのは，全ての人に共通することでしょう。それにもかかわらず，絶対大丈夫を求めてしまうと，強迫症という非常に厄介なトラブルが起きてしまいます。強迫症という災いから解放されるためには，**「100％の安全・安心を求めると強迫が持続・悪化してしまう」という事実に目を向けて，ある程度の**

（ほとんど僅かな確率でしょうが）トラブルが起こる人生を受け入れる気持ちが大切です。

世の中に「絶対大丈夫，絶対安全」はありえないでしょう。しかし，その一方で，絶体絶命もない（重大なトラブルになることが100％確定ではない）といえるのではないでしょうか。例えば，他人とすれ違った時に，他人とぶつかってしまったとしても，相手が絶対に大ケガするとは限りません。ほとんど気にしない人もいるかもしれません。後になって相手からそのことを非難されたとしても，誠意をもって謝罪すれば，和解できることだってあるでしょう。このように，「**世の中には絶対大丈夫はない。かといって，絶体絶命もない**」という見方を試してみましょう。そういった考え方があることを意識しながら，絶対大丈夫を求めてしまう強迫行為や回避を止める練習（行動実験や曝露反応妨害法）をしてみましょう（第１章-14～17）。

7．万が一のトラブルが実際に起きてから対処しよう（責任を先延ばしにする）

1 強迫行為はやらないよりは，やったほうがマシ？

強迫症の当事者は，万が一のトラブルを予防するための保険として，確認などの強迫行為をすることがあります。万が一の保険としての確認は，「やらないよりはやったほうが良い」「僅かでも予防できる確率が高まるならやるべき」と考えている（あるいは潜在的にそう感じている）当事者もいます。しかし，その保険は本当に当事者の役に立っているのでしょうか。**保険のプランを見直したり（第１章-9）**，強迫行為のメリット・デメリット分析（ワーク1-5）をやってみましょう。これらのワークを通して，「強迫行為はメリットに対してコストが大き過ぎる，割に合っていない」と思えたのなら，少し別の視点から対処法を考えてみましょう。例えば，「万が一のことが実際に起きてから対処しよう」と考えてみるのはどうでしょうか。確かにそれだと，万が一のトラブルが起きてしまったら，その時は，その苦労を甘んじて受け入れなければならないでしょう。しかし，それを受け入れる代わりに，当事者が何年も（あるいは何十年も）苦しんでいたであろう強迫の悪循環から抜け出すことができます。

2 責任を先延ばしする

「トラブルを未然に防ぐ」という責任ではなく，「実際にトラブルが起きてから対処する」という責任のスタイルに変えていきましょう。もちろん，後者の方法だと，実際にトラブルが起きてしまった場合は，つらくて大変なことになるかもしれません。ただ，その場合のつらさは，強迫症が続いてしまうつらさに比べたら，まだマシなのではないでしょうか。例えば，うっかり他人とぶつかって相手から非難されたら，その時は，謝罪をしたり，何かを弁償したりといった対処をしなければいけないでしょう。また，もちろん自分だけが100％悪いわけではないこともあります。相手にだって責任があることもあります。そのようなトラブルが実際に起きたら，ある程度の責任（過剰にならない程度の）を甘んじて受け入れる代わりに，強迫的な確認をしなければいけない責任を自分のなかで免除してみてはどうでしょうか。事実，人生における多くのトラブルは予測不可能です。今から10分後に大地震が起こるかもしれません。今日にも他国からミサイルが飛んでくるかもしれません。明日，大きな病気を発症して緊急入院するかもしれません。もちろん，ほぼあり得ないことですが，未来は予測不可能，100％絶対大丈夫なんて保障はありません。こういった誰にも予想できないトラブルは，「実際にそれが起きた時に何とか対処するしかない」といえるでしょう。人生には，予測不可能なトラブルがあるという事実を受け入れ，「実際にトラブルが起きてから対処しよう」という考え方を，強迫に対する対処法として便利に使ってみてはどうでしょうか（ワーク1-4）。

3 具体的な行動が必要

「実際にトラブルが起きたと確実に分かってから対処しよう」という考え方を身につけるためには，そのことを繰り返し意識することも大切ですが，それだけでは不十分です。実際に，トラブルを予防するためにおこなっている強迫行為や回避を止める練習を繰り返すことで，「実際にトラブルが起きてから対処しよう」という考え方を，根本から学習することができます。強迫行為や回避を止める練習については，行動実験（第2章-10）や曝露反応妨害法（第2章-12）を参考にしてください。

8. 仮説Aと仮説Bの比較（何が本当の困りごとなのか）

1 自分に起きている本当の困りごと（問題）を客観的に理解する

仮説Aと仮説Bの比較は，当事者を苦しめている「本当の困りごと」を客観的に理解していくための方法です。当事者に起きている困りごとは，「確認をしないと，自分のせいで重大なトラブルが起こるのではないか」という思い込みに囚われてしまう悪循環に陥っていることです。この事実を明確にすることが仮説Aと仮説Bの比較の目的です。加害恐怖の当事者の仮説Aと仮説Bの困りごとは，主に表2-3のようになります。両者は似たような文章ですが「トラブルを実際に起こす」という困りごとと，「思い込みに囚われている」という困りごとでは，大きな違いがあることに注目しましょう。

表2-3　仮説Aと仮説Bの比較	
どちらが私に起きている本当の困りごと？	
仮説Aの困りごと：	仮説Bの困りごと：
私は，過剰な確認や用心をしておかないと，うっかり他人に迷惑をかけてしまうというトラブルを**実際に起こす**ので困っている。	私は，「過剰な確認や用心をしておかないと，うっかり他人に迷惑をかけてしまうのでは」という**思い込みに囚われている**ので困っている。 過剰な確認をすればするほど，安心・安全を求めてしまうのが止められなくなる**悪循環に陥っている**ので困っている。

上記のように2つの仮説を比べて，「どちらが当事者に起きている困りごとなのか」を検討します。多くの当事者は自らの経験を振り返れば，自分に起きている困りごとは仮説B（思い込みに囚われて悪循環に陥っていること）だと理解できるでしょう。

2 仮説Bの方が不安が小さい見方（解釈）になる

先述したように，当事者には「自己に対する脅威的解釈（自分はとても不注意でうっかりしている，危険なドライバーだ)」があり，それが強迫行為を悪化させる要因になっています。この脅威的解釈は，仮説Aとほぼ同じ内容です。逆に仮説Bは，自分は危険な人間ではなく，本当は，危険な人間だと思い込んでいる（心配しすぎている）人間なのだという見方をしています。つまり仮説Bのほうが，強迫行為を止めるモチベーションへと繋がる，脅威の少ない見方になっています。

以下にノリさん，ハタケさん，ココさんの仮説Aと仮説Bの具体例を示します。

1）人を轢いてしまったのではないかと心配しているノリさんの仮説Aと仮説B　ノリさんは，車を運転していると「人を轢いてしまったのではないか」という不安と強迫観念が浮かびます。そのため，運転中は何度も後ろを確認したり，スピードを出さないように用心したり，自分が通ってきた道を引き返して人が倒れていなかったかを確認したりする強迫行為をしていました。ノリさんの仮説Aと仮説Bは表2-4の通りです。

表2-4　ノリさんの仮説Aと仮説Bの比較

どちらが私に起きている本当の困りごと？	
仮説Aの困りごと：	仮説Bの困りごと：
私は，何度も確認しながら運転しないと，うっかり人を轢いてしまうトラブルを**実際に起こす**危険なドライバーなので困っている。	私は，「何度も確認しながら運転しないと，うっかり人を轢いてしまうのでは」という**思い込みに囚われている**ので困っている。 過剰な確認をすればするほど，安心・安全を求めてしまうのが止められなくなる**悪循環に陥っている**ので困っている。

2）すれ違った相手にケガをさせていないか心配しているハタケさんの仮説Aと仮説B　ハタケさんは，「人とすれ違ったときに，他人にケガをさせてしまったのではないか」という強迫観念に苦しんでいます。強迫観念が起こると，後ろを振り返ったり，通ってきた道を引き返したりして，ケガをしている人がいないかを過剰に確認してしまう強迫行為をしていました。ハタケさんの仮説Aと仮説Bは表2-5の通りです。

表2-5　ハタケさんの仮説Aと仮説Bの比較	
どちらが私に起きている本当の困りごと？	
仮説Aの困りごと：	**仮説Bの困りごと：**
私は，人とすれ違うときに，うっかり他人にケガをさせてしまうというトラブルを**実際に起こす**危険な人間なので困っている。	私は，「人とすれ違うときに，うっかり他人にケガをさせてしまうのでは」という**思い込みに囚われている**ので困っている。 過剰な確認をすればするほど，安心・安全を求めてしまうのが止められなくなる**悪循環に陥っている**ので困っている。

3）万引きをしてしまったのではないかと心配しているココさんの仮説Aと仮説B　ココさんは，買い物に行くと「うっかりお店の商品を万引きしてしまったのでは」という強迫観念に苦しんでいます。そのため，買い物をした後に，レシートと購入した商品を何度も照らし合わせて，ちゃんと購入していたか（万引きしたものはないか）を確認していました。ココさんの仮説Aと仮説Bは表2-6の通りです。

表2-6　ココさんの仮説Aと仮説Bの比較	
どちらが私に起きている本当の困りごと？	
仮説Aの困りごと：	仮説Bの困りごと：
私は，気づかないうちに万引きをしてしまうというトラブルを**実際に起こす**危険な人間なので困っている。	私は，「気づかないうちに，万引きをしてしまっているかもしれない」という**思い込みに囚われている**ので困っている。 過剰な確認をすればするほど，安心・安全を求めてしまうのが止められなくなる**悪循環に陥っている**ので困っている。

【ワーク2-2】仮説Aと仮説Bの比較

具体例を参考にし，自分の症状についての仮説Aと仮説Bを作成してみましょう。

どちらが私に起きている本当の困りごと？	
仮説Aの困りごと：	仮説Bの困りごと：

9. 仮説Bの根拠と解決策について話し合う（仮説Aと仮説Bの比較の続き）

当事者に起きている本当の困りごとは仮説Bである（思い込みに囚われて悪循環に陥っている）という確信をさらに深めるために，次は，「自分の困りごとが仮説Bである」という根拠について検討してみましょう。例えば，以下のような事柄について検討してみましょう。

- 本当の困りごとが，仮説Bであると思える理由や根拠は何でしょうか？過去の経験を思い出しながら，その根拠について考えてみてください。
- 本当の困りごとは，仮説Aではないと思える理由や根拠は何でしょうか？

上記について検討し，当事者の困りごとが仮説A（トラブルが**実際に起きてしまうこと**）ではなく，仮説B（**思い込みに囚われ，悪循環になっていること**）だという根拠を，できるだけたくさん探していきましょう。当事者の困りごとが仮説Bであるという根拠の例としては，以下のようなものがあるでしょう。

- 「うっかり他人に迷惑かけていたかもしれない」と不安になって，確認したことは何度もあるが，結局いつも大丈夫だった（現実では何も起きていなくて，いつも私の杞憂だった）。
- そもそも強迫になる前は，確認なんてしていなかったが，その時だって，何もトラブルは起きてはいなかった。

上記のように，当事者の**過去の実体験**から，本当の困りごとは仮説Bであるという根拠を探していきましょう。

1 仮説Bの解決策を話し合う

当事者の困りごとが，仮説B（思い込みに囚われる悪循環に陥っていること）であるのなら，過剰な確認をすることは，本当に当事者の困りごとを解決する手段になるのかを検討してみましょう。

【ワーク2-3】仮説Bに対する解決策は何か？

仮説Bの困りごと（思い込みに囚われ，悪循環に陥っているという困りごと）を解決する方法として正しいのは，以下の2つのうちどれでしょうか？

- **強迫行為を続ける**　過剰な確認をしておかないと，私のせいで重大なトラブルが実際に起きてしまうので，過剰な確認をすることが解決策になる。
- **強迫行為を止める**　過剰な確認をすれば一時的に安心できるが，長期的にみれば，「確認したから大丈夫」という安心・安全を求める傾向が止められなくなる悪循環に陥ってしまう。したがって，過剰な確認を止めることが解決策になる。

上記の解決策について検討した結果，「強迫行為を止める」を選択したのであれば，行動実験をやってみましょう（第2章-10）。「強迫行為を続ける」を選んだ場合は，実際にその解決策で本当に自分の問題（強迫症）が改善されるのかを，強迫のメカニズムの図（図2-2～2-4）を振り返りながら再検討してみましょう。

【ワーク2-4】仮説Aと仮説Bを比較して，本当の困りごとに対する適切な対処法を考えよう

ワーク2-2で作成した仮説Aと仮説Bを踏まえ，以下の例のように自分の本当の困りごとに対する適切な対処法を考えてみましょう。

例）ノリさんの仮説Aと仮説Bの比較

どちらが私に起きている本当の困りごと？	
仮説Aの困りごと：	仮説Bの困りごと：
私は，何度も確認しながら運転しないと，うっかり人を轢いてしまう危険なドライバーなので困っている。	私は，「何度も確認しながら運転しないと，うっかり人を轢いてしまうのでは」という**思い込みに囚われている，心配性なドライバー**なので困っている。 過剰な確認をすればするほど，安心・安全を求めてしまうのが止められなくなる**悪循環に陥っている**ので困っている。
上記を選択した根拠は何だろうか？（仮説Bを選択したのであれば，なぜ仮説Bが自分の困りごとだといえるのか，あるいは，自分の困りごとが仮説Aではないという根拠は何かを書いてみる） •「うっかり他人に迷惑かけていたかもしれない」と不安になって確認したことは何度もあるが，結局いつも大丈夫だった。 • こんなにも心配して，用心している私に限って，人にぶつかったことに気づかない，なんてことは起こり得ないだろう。	
自分の本当の困りごとに対する適切な対処法 過剰な確認を止めても，実際は何も起こらないことを経験する。そのための行動実験をする。	

どちらが私に起きている本当の困りごと？	
仮説Aの困りごと：	仮説Bの困りごと：

上記を選択した根拠は何だろうか？（仮説Bを選択したのであれば，なぜ仮説Bが自分の困りごとだといえるのか，あるいは，自分の困りごとが仮説Aではないという根拠は何かを書いてみる）

自分の本当の困りごとに対する適切な対処法

10. 加害恐怖を伴う確認強迫に対する行動実験（現実では何が起こるのか）

行動実験は，「強迫行為や回避を止めてみると，現実では何が起こるのか」を実験しながら，強迫症の治療をおこなう手法です。行動実験によって，「強迫行為や回避をしなくても，予想していたほど恐ろしい出来事は起こらない」という事実を体験していきます。行動実験の意義について，より理解してもらうために，行動実験のメタファー（第1章-14-1）を一読しておくと良いでしょう。

1 行動実験の組み立て方

行動実験では，表2-7のような表を使い，実験計画を考え，実験の結果を記録し，実験結果から得られた考え方を記録していきます。行動実験をおこなうことで，最終的に，「強迫行為や回避をしなくても，実際には予想していたほどの恐ろしいことが起こらないのが現実である」ということを体験してもらいます。以下に具体例を説明します。

1）人を轢いてしまったのではないかと心配しているノリさん　ノリさんは，車を運転していると，「車で人を轢いてしまったのではないか」という疑念が浮かんでしまいます。このような疑念が浮かぶと，不安が高まり，自分が運転してきた道を引き返し，誰も人が倒れていないか確認する強迫行為を始めてしまいます。表2-7は，ノリさんの行動実験の記録です。

表2-7　ノリさんの行動実験の記録

ターゲットにしたい強迫行為や回避 （どのような強迫行為に苦しんでいるのか）	「車で人を轢いてしまったのではないか」という疑念が浮かぶと，運転してきた道を引き返し，誰も人が倒れていないか確認してしまう。
実験内容 （具体的にどのような強迫行為を止める実験をおこなうのか？）	「人を轢いてしまったのではないか」という疑念が浮かんだとしても，通ってきた道を戻って確認しないで，目的地（近所のスーパー）まで行ってみる。
強迫観念に基づく予想 （実験の結果，最悪，どのようなトラブルが起きてしまうと予想しているのか？）	確認をしなかったせいで，轢き逃げをしてしまい，後日，警察がやってきて逮捕されてしまう。
結果 （現実では何が起こったのか？）	結局何も恐ろしいことも起こらなかった。後日，警察がやってくることも，もちろんなかった。
考察（実験から何が学べたか）	確認しなくても，現実では何も恐ろしいことは起こらないということを体験できた。

2）すれ違った相手にケガをさせていないか心配しているハタケさん　ハタケさんは人が多い場所に行くと，自分がもっている荷物やカバンが他人に当たってしまい，そのせいで他人に大ケガをさせてしまうのではないかという強迫観念に苦しんでいました。そのため，荷物やカバンをもちながら歩くのを避けていました。

表2-8　ハタケさんの行動実験の記録

ターゲットにしたい強迫行為や回避 （どのような強迫行為に苦しんでいるのか）	カバンをもちながら歩くのを避けている。
実験内容 （具体的にどのような強迫行為を止める実験をおこなうのか？）	向こうから歩いてくる治療者と何度もすれ違ってみる実験をする。すれ違う瞬間に，自分のカバンを治療者にぶつけることで，治療者を転倒させたり，ケガをさせたりすることができるかどうか検証してみる。
強迫観念に基づく予想 （実験の結果，最悪，どのようなトラブルが起きてしまうと予想しているのか？）	すれ違いざまに，カバンをぶつけることで治療者は転倒し，ケガをするだろう。
結果 （現実では何が起こったのか？）	そもそも，歩いている治療者とすれ違う瞬間にカバンをぶつけることすら難しかった。上手くぶつけられたとしても，治療者は全く倒れなかったし，ケガもしなかった。 さらに追加実験として，片足立ちの治療者の周りを何度もすれ違い，すれ違った瞬間にカバンをぶつけて転倒させることができるか実験した。しかし結局，片足立ちでバランスの悪い治療者ですら，転倒させることはできなかった。

考察 （実験から何が学べたか）	すれ違った瞬間にカバンを当てただけで，他人を大ケガさせたり，転倒させたりすることは不可能だと分かった。そもそも，動いている相手にカバンをぶつけることすら難しいことも，実験して初めて分かった。

3）万引きをしてしまったのではないかと心配しているココさん　ココさんは買い物に行くと，「自分が気づかないうちに，バッグに商品が入ってしまっていて，万引きをしてしまったのではないか」という強迫観念が浮かび，バッグの中身や商品を何度も確認してしまいます。このような強迫がつらいので，ココさんは，できるだけ買い物に行かないように回避していました。どうしても買い物に行かなければならない時は，買う予定の商品を1つか2つだけ手に取ったら，できるだけ速やかにレジで会計を済ませ，店から出るようにしています。

表2-9　ココさんの行動実験の記録

ターゲットにしたい強迫行為や回避 （どのような強迫行為に苦しんでいるのか）	買う予定の商品を1つか2つだけ手に取ったら，できるだけ速やかにレジで会計を済ませ，店から出るようにしている。
実験内容 （具体的にどのような強迫行為を止める実験をおこなうのか？）	バッグをもってコンビニの店内を10分間ウロウロし，いろいろな商品を触ったりして物色をし，何も買わずに帰る。
強迫観念に基づく予想 （実験の結果，最悪，どのようなトラブルが起きてしまうと予想しているのか？）	店から出た後にバッグの中身をみてみると，いつの間にか，バッグのなかに購入していない商品が入っている（後で店に謝罪に行かなくてはならない）。
結果 （現実では何が起こったのか？）	バッグのなかには何も商品は入っていなかった。
考察 （実験から何が学べたか）	バッグをもって店内をウロウロしたり，いろいろな商品を触ったりしたとしても，うっかり万引きしてしまうといったことは起こらなかった。自分の困りごとは，仮説B（思い込みによる悪循環）だということを，改めて理解できた。

11. さまざまな行動実験（先延ばし作戦・距離を取る作戦）

1 強迫行為を先延ばしにする行動実験（詳しくは第1章-15を参照）

強迫行為をするタイミングを遅延させる「強迫行為の先延ばし」を実験することで「強迫行為をするタイミングを決めるのは自分自身である」という経験をしてみましょう。過剰な確認を，すぐにやるのではなく，一定時間遅延させてからおこなうことで，強迫的な衝動は一時的なものであり，時間を置くことでその衝動が自然と小さくなるという体験をしてみましょう。

1）人を轢いてしまったのではないかと心配しているノリさん　ノリさんは，車を運転していると，「車で人を轢いてしまったのではないか」という強迫観念が浮かび，運転中に何度も後ろを確認してしまいます。帰宅した後は，自分の車のボディに妙なヘコみがないか，事故を起こした痕跡のようなものがないかを入念に確認してしまう強迫行為が止められません。以下，ノリさんの行動実験です。

表2-10　ノリさんの先延ばし行動実験の記録

ターゲットにしたい強迫行為や回避 （どのような強迫行為に苦しんでいるのか）	帰宅後，車のボディを何度も確認し，事故を起こした痕跡がないかを調べてしまう。
実験内容 （具体的にどのような強迫行為を止める実験をおこなうのか？）	車のボディを確認してしまう強迫行為を，帰宅後すぐにやるのではなく，1時間後に先延ばしにする。具体的には，家の駐車場に車を止めたら，確認をせずすぐに家に入り，家事をしたり，食事をしたりして過ごす。1時間後，どうしても確認したくなったら，駐車場に戻って，車のボディの確認をする。

強迫観念に基づく予想 （実験の結果，最悪，どのようなトラブルが起きてしまうと予想しているのか？）	時間を先延ばしにすればするほど，不安が強くなり，そのことばかり考えて，何もできなくなってしまうだろう。
結果 （現実では何が起こったのか？）	車から降りたすぐ後は，確認したくて不安になったが，とりあえず一旦車から離れて家に入り，家事をしてみた。そうしたら，段々と気にならなくなり，1時間もしたら，確認したい衝動はほぼなくなっていたので，「今さら確認しても仕方ないし，もういいや」と思えた。
考察 （実験から何が学べたか）	• 車からすぐに離れて，しばらく時間が経過すれば，気にならなくなり，不安も小さくなることが分かった（第1章-15-[1]-2）。 • 強迫行為は，ある程度自分でコントロールできるという自信がもてた。

[2] 強迫の射程距離から「いったん」離れてみる行動実験（詳しくは第１章-16を参照）

「確認しなければ」という強迫観念が生じたら，その場所からすぐに離れて距離を取りましょう。強迫的な衝動には射程距離があり，不安な場所から一定の距離を置くことで，その衝動が自然と小さくなるという体験をしてみましょう。

1）すれ違った相手にケガをさせていないか心配しているハタケさん　ハタケさんは，駅の階段を降りるのが苦手で，「階段で人とすれ違ったときに，うっかり他人とぶつかって転落させてしまったのではないか」という強迫観念に苦しんでいます。そのため，駅の階段から降りた後は，しばらく（5分～10分）階段付近から離れることができず，転落したケガ人がいないかを立ち止まって確認してしまいます。以下はハタケさんがおこなった行動実験の記録です。

表2-11　ハタケさんの先延ばし行動実験の記録

ターゲットにしたい強迫行為や回避 （どのような強迫行為に苦しんでいるのか）	階段から降りた後，しばらくその場に立ち止まって，転落した人がいないかを確認してしまう。
実験内容 （具体的にどのような強迫行為を止める実験をおこなうのか？）	階段から降りた後，後ろを一度だけ確認したら，すぐにその付近から離れ，目的地へ向かう（家に帰る）。
強迫観念に基づく予想 （実験の結果，最悪，どのようなトラブルが起きてしまうと予想しているのか？）	すぐに階段から離れてしまうと，転落したケガ人を見落としてしまい，後日，私の家に警察がやってくる。
結果 （現実では何が起こったのか？）	特に何も起きなかった。 階段付近から離れた直後は，「大丈夫かな？」と思ったが，階段から距離が離れるにつれて段々と「もう今さら確認しなくていいや。トラブルが起こってから考えよう」と思えた。
考察 （実験から何が学べたか）	• 立ち止まって確認しなくても，結局何も恐ろしいことは起きないことが分かった。 • 階段付近に立ち止まっていると不安が消えない。すぐに離れて距離を取ったほうが不安は早く消えることが分かった（第1章-16-[1]）。

【ワーク2-5】行動実験をしてみよう

以下の表を使って行動実験をやってみましょう。

ターゲットにしたい強迫行為や回避 （どのような強迫行為に苦しんでいるのか）	
実験内容 （具体的にどのような強迫行為を止める実験をおこなうのか？）	
強迫観念に基づく予想 （実験の結果，最悪，どのようなトラブルが起きてしまうと予想しているのか？）	
結果 （現実では何が起こったのか？）	
考察 （実験から何が学べたか）	

12. 加害恐怖に対する曝露反応妨害法

曝露反応妨害法は強迫症の治療に最も使用される方法です。不安を感じる状況にあえてチャレンジをし，今までしてきた強迫行為を段階的に止めて，最終的に不安に慣れていくことを目指す方法です。曝露とは，強い不安や強迫観念が起こる状況にあえて自ら直面する（曝露する）ことです。そして反応妨害とは，不安が起きたとしても，強迫行為をせずに，不安が自然に軽減するまで待つという方法です。この曝露と反応妨害を同時におこなうのが曝露反応妨害法です。**不安に慣れるメカニズムについては第1章-17-②を参照してください（必ず目を通してみてください）。**

① 強迫的な確認が止められなくなるメカニズム

曝露反応妨害法をおこなう前に，強迫行為が維持されてしまうメカニズムをおさらいしましょう。例えば，「うっかり誰かを傷つけてしまったのでは」といった強迫観念が浮かぶと，強い不安と同時に，強迫的な確認をしたい衝動が起こります。そこで確認をやり通すことができれば，「確認したから大丈夫だった」という気持ちになり，安心することでしょう。しかし，一方で「安全・安心のために確認が必要だ」という思いが強くなってしまい，結果として，確認するのが止められなくなる悪循環に陥ります。

② 徹底的に反応妨害することが大切

不安に早く慣れるために，徹底的に反応妨害をする必要があります。反応妨害が中途半端だと，余計に不安になり，確認したくなる衝動が高まってしまいます。例えば，「他人とぶつかってケガをさせたかもしれない」という強迫観念が浮かんだら，その場で立ち止まったり，戻ったりして確認するのではなく，足を止めずにそのまま目的地へと進み，強迫観念が浮かんだスポットから離れることをおすすめします。強迫には射程距離のようなものがあり，不安となる状況から一定の距離を置くと，不安が小さくなることがあります

（第1章-16）。反対に，足を止めてその場に留まってしまうと「今なら戻ってすぐ確認できるかも」「大丈夫かな？　ちょっとだけみてこようかな」といったように確認したい衝動が維持されてしまいます。距離を置くことで不安がどう変化するのかについて，まずは行動実験によって検証してみると良いでしょう（第2章-11）。

3 はしごを一段ずつのぼるように，できそうなことから1歩ずつチャレンジ

曝露反応妨害法をおこなう場合は，少しずつ段階的に不安のレベルを高めていくことが大切です。そのために，不安の強さのレベルをゴールにした表を作成できると分かりやすいでしょう。この表を**不安階層表**といいます（表2-12）。不安階層表は，例えるのなら，自分自身の恐怖の「はしご」を作るようなものです。「頑張ればできるだろう」と思えるくらいの簡単なレベルから始め，一段のぼることができたら，それができた自分を称賛し，次のゴールへ進んでいきます。こうしてワンステップずつ進み，ゴールを目指します。最初は，治療者や家族に手伝ってもらいながらでも構いません。はじめは怖いと思うでしょうが，恐怖のはしごをのぼるたびに，達成感と自信が高まっていくことを体験してみてください！

また，初めてチャレンジする時は，結構な苦痛を感じると思いますが，同じ課題を少なくとも1週間（できるだけ毎日）続けていれば，着実に慣れていけるでしょう。

1）ノリさんの不安階層表の例　ノリさんは，「車で人を轢いてしまったのではないか」という強迫観念が浮かび，運転中に何度も後ろを確認してしまいます。また，一人で運転することができず，助手席に座っている家族に「大丈夫だったよね？」と繰り返し再保証を求めてしまいます。さらに，近所のよく知っている道しか運転できず，遠くの駅まで運転したり，狭い道を運転したりするのを極端に避けていました。以下，ノリさんの不安階層表です。

表2-12　ノリさんの不安階層表	
ステップ8（ゴール）	一人で狭い道を運転する。その際，後ろを過剰に確認したり，道を引き返したりしないようにする。
ステップ7	一人で隣町の駅まで運転する。その際，後ろを過剰に確認したり，道を引き返したりしないようにする。
ステップ6	一人で駅まで運転する。その際，後ろを過剰に確認したり，道を引き返したりしないようにする。
ステップ5	一人で近所を運転する。その際，後ろを過剰に確認したり，道を引き返したりしないようにする。
ステップ4	家族と一緒に狭い道を運転する。その際，後ろを過剰に確認したり，道を引き返したり，家族に再保証を求めたりしないようにする。
ステップ3	家族と一緒に隣町の駅まで運転する。その際，後ろを過剰に確認したり，道を引き返したり，家族に再保証を求めたりしないようにする。
ステップ2	家族と一緒に駅まで運転する。その際，後ろを過剰に確認したり，道を引き返したり，家族に再保証を求めたりしないようにする。
ステップ1	家族と一緒に近所を運転する。その際，後ろを過剰に確認したり，道を引き返したり，家族に再保証を求めたりしないようにする。

2）ハタケさんの不安階層表の例　ハタケさんは，人の多い場所を歩いていると，「気づかないうちに人とぶつかってしまって大ケガをさせてしまったのではないか？」という強迫観念に苦しんでいます。また強迫行為として，歩きながら後ろを何度も振り返ったり，通ってきた道を引き返したりして，ケガをしている人がいないかを確認するのが止められません。駅前やショッピングモール等の人の多い場所は一人では歩けず，親が一緒にいないと，歩くことができません。以下は，ハタケさんの不安階層表です。

表2-13　ハタケさんの不安階層表	
ステップ6（ゴール）	人の多い駅前を歩き，人とすれ違っても確認しない（完全に一人で歩く）。
ステップ5	人の多い駅前を歩き，人とすれ違っても確認しない。親は50メートル後ろから一緒に歩く。
ステップ4	人の多い駅前を歩き，人とすれ違っても確認しない。親は20メートル後ろから一緒に歩く。
ステップ3	人の多い駅前を歩き，人とすれ違っても確認しない。親は10メートル後ろから一緒に歩く。
ステップ2	人の多い駅前を歩き，人とすれ違っても確認しない。親は5メートル後ろから一緒に歩く。
ステップ1	人の多い駅前を，親と一緒に歩き，人とすれ違っても確認しない。

3）ココさんの不安階層表の例　ココさんは，買い物に行くと，「気づかないうちに商品がカバンに入っていて，万引きをしてしまったのではないか」という強迫観念が浮かんでしまいます。そのような強迫観念が浮かぶと，カバンの中身を確認して，何も商品を盗んでいないという安心を得ようとします。帰宅後も，自分が買った商品と，レシートを見比べて，自分がちゃんと商品を購入していたかを確認してしまいます。以下，ココさんの不安階層表です。

表2-14　ココさんの不安階層表	
ステップ6 （ゴール）	買い物に行き，欲しい物をできるだけたくさん購入した後，レシートをすぐその場で捨て，すぐ家に帰る。その後，購入した商品とレシートの確認はしない。
ステップ5	買い物に行き，商品を10個以上購入した後，レシートをすぐその場で捨て，すぐ家に帰る。その後，購入した商品とレシートの確認はしない。
ステップ4	買い物に行き，商品を8つ購入した後，レシートをすぐその場で捨て，すぐ家に帰る。その後，購入した商品とレシートの確認はしない。
ステップ3	買い物に行き，商品を5つ購入した後，レシートをすぐその場で捨て，すぐ家に帰る。その後，購入した商品とレシートの確認はしない。
ステップ2	買い物に行き，商品を2つ購入した後，レシートをすぐその場で捨て，すぐ家に帰る。その後，購入した商品とレシートの確認はしない。
ステップ1	買い物に行き，商品を1つだけ購入した後，レシートをすぐその場で捨て，すぐ家に帰る。その後，購入した商品とレシートの確認はしない。

4 計画変更もある（柔軟に対応しよう）

上記のようなスモールステップの表を作り，計画的に曝露反応妨害法をおこなっていきましょう。ただし，計画は途中で変わることもあります。場合によっては，不安階層表のステップを入れ替えたり，新しいステップを追加したりすることがあります。柔軟に対応していきましょう。治療者や主治医がいる場合は，相談しながら，段階的に曝露反応妨害法に挑戦し，「強迫行為をせずとも，不安は自然と小さくなる」という慣化を体験してみてください。

【ワーク2-6】不安階層表を作ろう

具体例を参考にし，不安階層表を作成してみましょう。

ステップ6 （ゴール）	
ステップ5	
ステップ4	
ステップ3	
ステップ2	
ステップ1	

第3章

縁起強迫に対する
認知行動療法

1. 縁起強迫の当事者の具体例

1 縁起強迫の症状とは

縁起強迫は，ある特定の出来事に対して「縁起が悪い」「不吉なことが起こる」という不安な考えが頭に浮かび，不吉な出来事を予防・回避するための儀式（ゲン担ぎなど）を繰り返してしまう症状です。当事者は，「不吉なことが起こる」といった考えは非科学的な迷信だと自覚しているのですが，それでも「万が一不幸なことが起きたらどうしよう」と不安になってしまい，不合理だと分かっていながらも，強迫的な儀式をしてしまいます。以下に縁起強迫の当事者の例を説明します。

1）“4”が怖いヤマダさん　ヤマダさんは，パートタイムの仕事をしている20代の男性です。ヤマダさんは，数字の4をみたり，考えたりすると，家族に不幸が起きてしまうという強迫観念に囚われています。例えば，道を歩いている時に，街の広告に書かれてある4をみたり，4の文字がふいに頭に浮かんだりすると，これまで通ってきた道を引き返して，今度は4について考えないように注意しながら同じ道を歩き直さなければならないという儀式をしています。他にも，「死」や「病」を連想するような考えが浮かぶたびに，同じ行動をやり直してしまうことがあります。友人や家族にメールを送る際にも，数字の4が文章に含まれていないか何度も確認するという強迫行為をしています。万が一4が含まれた文章を相手に送ってしまうと，相手に大きな不幸が訪れてしまうのではないかと心配しており，文章に4が含まれていないかを何度も確認してしまいます。

2）独特な儀式が止められないムネさん　ムネさんは，フリーランスの仕事をしている30代の女性です。ムネさんは，「自分の娘が交通事故に遭う」というイメージが頭に侵入してくる強迫観念に苦しんでいます。そのような強迫観念が浮かぶと，娘の写真をみながら「大丈夫，大丈夫」と念じたり，神社がある方角に向かって謝罪をしたりする強迫的な儀式をしています。このような儀式をすることで，娘が交通事故に遭うことを防げる気がしてしまい，自分でもおかしいと感じながらも，強迫的な儀式を一日に何度もおこなってしまいます。

さらに，ムネさんは「救急車の音が聞こえたら親指を隠さなくてはならない」「カラスと目を合わせたら，お守りを握りしめて祈らないといけない」「横断歩道の白い線を踏んで歩かなければならない」といった独特な迷信に従って行動してしまいます。このような儀式をおこなわないと，自分のせいで，家族に不幸が訪れてしまうという強迫観念に囚われていました。一度儀式をしたとしても，「しっかり儀式ができていなかったかもしれない。儀式をちゃんとやらないと家族に大変なことが起こる」と感じてしまい，同じ儀式を繰り返しやってしまうこともあります。

2. 縁起強迫を悪化させる思い込み

1 縁起強迫のような体験は健常者でもあるノーマルな体験

縁起強迫の当事者は，縁起や迷信を過剰に気にしたり，不幸を防ごうと非科学的で迷信的な儀式を繰り返したりしてしまいます。では，そもそも縁起やゲン担ぎを気にすること自体が病的で異常なことなのでしょうか。強迫症の当事者が体験している非科学的で迷信的な思考は，特殊な思考のように思う人もいるでしょうが，実はそうではありません。研究によれば，縁起強迫の当事者にみられるような思考は，健常者でも日常的に体験していることが示されています。例えば，以下の表は，100名の健常者を対象にした「非科学的な迷信」に関する調査結果です（Moritz & Hauschildt, 2016）。

表3-1 非科学的な迷信に関する考えが浮かぶことがあるか？
（精神疾患のない健常者100名を対象にした調査の結果）

非科学的な迷信に関する考え	%
幸運をもたらす好きな数字がある。	35
舗装された道を歩くときは，亀裂のあるところを歩くのが怖い。	29
「黒猫が道を横切ったら悪いことが起こる」といった迷信は，あながちでたらめではないと思う。	20
私が実際に試合を観に行くと，ひいきのチームが勝つような気がする。	15

2 雑念が強迫観念へと発展する理由

上記の調査結果のように，「不吉なことが起こるのでは」と心配したり，ゲン担ぎをしたりするような体験は，強迫症ではない健常者でもみられるものです。強迫症の当事者の割合は全人口の約1%ですので，それと比べると，より多くの健常者が強迫観念と同じような思考を体験しているといえるでしょう。したがって，縁起やゲン担ぎを気にする考えが浮かぶことは，それ自体は病的なものではなく，ノーマルな体験であるということです。このような思考は，病的な強迫観念と区別するため，不快な雑念（侵入思考）と呼ばれます。そして認知行動療法では，「縁起強迫に関する思考が浮かぶこと自体は，病的なものではなく，健常者にもみられるノーマルな体験である」という解釈をしていきます（これをノーマライジングといいます）。ノーマライジングによって，非科学的で迷信的な雑念が浮かぶという体験を「異常なことだ」とネガティブに拡大解釈しないことが大切です。

では，そのノーマルなはずの雑念が，なぜアブノーマルで病的な強迫観念になってしまうのでしょうか。その理由の一つとして，強迫症の当事者は，以下のようなネガティブな**思い込み**が強いために，本来ノーマルなはずの雑念が，病的な強迫観念へと発展してしまいます（図3-1）。

1）思考と現実の混同　思考と現実の混同とは，「思考が現実に大きな影響を与える」という思い込みです（例：不吉な出来事について考えてしまうと，実際に不吉な出来事が起きてしまう）。また，「心のなかで念じる」「祈る」といった思考活動が，現実に起きるトラブルを防ぐ効果があると思い込んでしまうこともあります。「祈ったり，念じたりすることで現実のトラブルを回避できる確率が高まる」という発想は，健常者でもみられる思い込みですが，当事者のほうが，その思い込みが強い傾向にあります。

- 不吉な考えが浮かぶ⇒現実でも不吉なことが起こる気がする
- 不道徳な考えが浮かぶ⇒現実の自分に「罰」が当たる気がする
- 頭のなかで縁起の良いことを考える⇒現実に起こるトラブルを防げる気がする（不幸が起きることを予防できる気がする）

2）過剰な責任感　過剰な責任感とは「恐ろしいトラブルが起こることを防がなくてはならない」といった責任（義務）を強く感じてしまうことです。縁起強迫の当事者は，「不吉な出来事を，ゲン担ぎ等の儀式をして何としてでも防がなくてはならない」という強い責任を感じてしまい，不吉なトラブルを回避するための儀式をしてしまいます。さらに，「不幸を避けるための儀式をしないのは無責任だ」と感じ，儀式をちゃんとしなかった場合に，強い罪悪

図3-1　思い込みが強迫行為を引き起こす

きっかけとなる出来事／雑念
家族に不幸なトラブルが起こるのではないかと心配になる

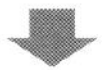

強迫を悪化させる思い込み
- 思考と現実の混同（不吉な出来事について考えてしまうと，その出来事が実際に起こってしまう可能性が高まる気がする。祈りや念じるといった思考活動には，現実に起こる不幸を中和する効果がある）
- 過剰な責任感（不幸な出来事を防ぐための儀式をしなければ，私のせいで，家族に不幸が起きてしまう。不幸が起きるかもしれないのに，何もしないのは無責任だ）
- 確実性の追求（絶対大丈夫という安全・安心がほしい）

強迫行為
不幸が起こることを防ぐための儀式をする／縁起が悪い場面を回避する

感をもちます。また，過剰な責任感がある当事者は，自分の責任とは全く関係がないような悪い出来事に対しても，「自分のせいかもしれない」という疑念を感じます。例えば，家族が病気になってしまった場合，「家族が病気になったのは，自分が儀式をちゃんとやっていなかったせいではないか」と感じ，悪い出来事が起きた理由を自分の責任に引き付けて考えてしまいます。

3）確実性の追求（100％の安全・安心がほしい）　強迫症の当事者は，「絶対大丈夫」という確証がない“曖昧な状況”に対して強い不安と疑念を感じます。曖昧な状況に耐えきれず，当事者は「大丈夫」という確率を高めるために強迫的な儀式をしてしまいます。例えば，縁起強迫の当事者は，「儀式やゲン担ぎなんて，非科学的な迷信だ」と理解しています。しかし，「もし万が一，不吉なことが起きたらどうしよう。不吉なことが絶対起こらないなんて誰にも分からない」と考えると，その曖昧な状況に耐えきれず，安全・安心のために強迫的な儀式をしてしまいます。儀式をすればするほど，「儀式をしたから大丈夫」と考えるようになって，強迫行為が止められなくなります。

3. 強迫行為の悪循環

縁起強迫の当事者は，不吉なトラブルを予防・回避するために，以下のような強迫的な儀式や回避行動をします。以下にその例をいくつか説明します。

1）独特な儀式・ゲン担ぎをする　不吉な対象に接触したり，不吉な考えが頭に浮かんだりした場合，ある独特な儀式をすることで，不吉なトラブルを予防・回避しようとします。

- 縁起の良いイメージを頭に思い浮かべる
- 縁起の良い数字をみつけたり，数えたりする
- 特定の方向に向かって祈る／念じる
- 縁起の良い場所や道に行く
- 特定の印や看板をみつける

2）不吉な考えを打ち消す　不吉な予感や，縁起の悪いイメージ（死を連想させるイメージ）が頭に浮かんだときに，そのような考えを打ち消そうとします。しかし，これらの思考を「考えまい」と打ち消そうとすればするほど，その考えに囚われてしまう悪循環に陥ります（思考抑制の逆効果：第4章-7）。

- 不吉な数字や文字が頭に浮かばないよう，気をつけながら生活する
- 死，病，事故を連想させるようなことを考えないように打ち消す
- 縁起の良いイメージや道徳的な思考によって，不吉な考えを中和する

3）行動をやり直す　不吉な考えが頭に浮かんだり，縁起が悪いと感じるようなことが起きた場合，その時にしていた行動をやり直したり，繰り返したりすることで，不吉な考えを中和／リセットするための強迫行為をすることがあります。

- 一度やった仕事をやり直す
- 書いた文章を一旦消して，書き直す

- 通ってきた道を一旦引き返して，また同じ道を通る
- 一度やった家事をやり直す

4）回避　縁起強迫の当事者は，「縁起が悪い」「不吉だ」と感じるような状況を，極端に避ける傾向があります。

- 4といった特定の数字や，特定の回数を避ける
- お墓や仏壇など，死を連想させるような対象を避ける
- 殺人事件などの残虐なニュースをみたり聞いたりすることを避ける
- カラスや黒ネコなどの特定の動物を避ける
- 道路のシミや亀裂などを避ける

1 長期的にみた場合，強迫行為や回避を続けるとどうなるのか？

当事者は，不吉な出来事を予防・回避するために，強迫的な儀式や回避行動をします。実際に強迫行為をすれば，一時的に安心できるかもしれません。しかし，長期的にみた場合，強迫行為を続けてしまうと「儀式をしたから，トラブルを防ぐことができた」「安心・安全のためには儀式を続けたほうがよい」という思い込みが強くなり，強迫行為が止められなくなってしまいます。このメカニズムを説明するには，以下のようなメタファーを用いた心理教育が役に立つでしょう。

2 悪徳セールスマンのメタファー

強迫が長引いてしまうメカニズムは，悪徳セールスマンに騙されてしまうメカニズムとよく似ています。例えば，悪徳セールスマンが訪問販売に来るような場面を想像してみてください。悪徳セールスマンはあなたに，「あなたの家の玄関は風水的に良くないですね。このままだと，あなたの家族に不幸なことが起きてしまいますよ。でも大丈夫。この1万円の御札を玄関に貼れば，不幸な出来事が起きずに済みます。買うか買わないかはあなた次第ですよ。さあ，どうしますか？　後悔しないように決断してください」と不安を煽りながら，御札を買うように脅してきます。もし，そこで御札を買ってし

図3-2　悪徳商法と縁起強迫の悪循環

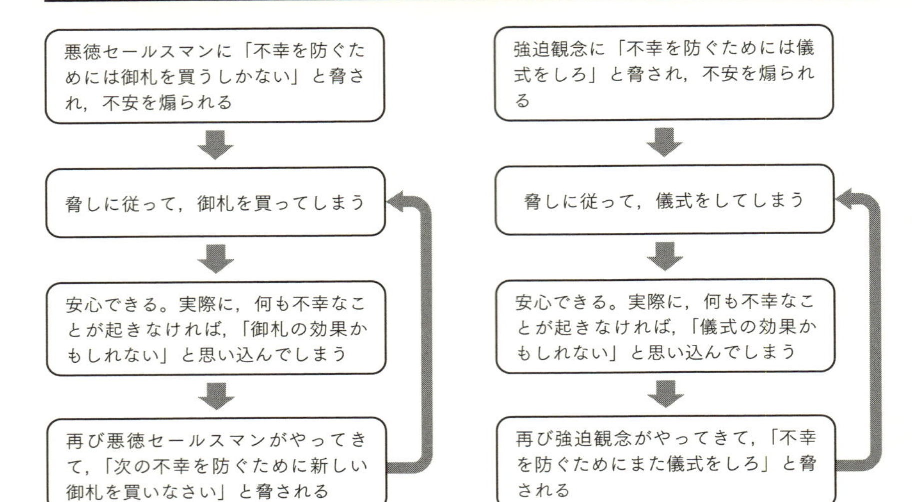

まうとすると，どうなるでしょうか？　何となく安心するかもしれません。そして，しばらくしたら，また別の日に悪徳セールスマンがやってきて，「どうでした？　いった通り，不幸なことは起きませんでしたよね？　これが御札の効果なのですよ」といい，御札の効果によって不幸なトラブルを防ぐことができたと主張してきます。そして「これからも不幸を防ぐためには，また新しい御札を買ってもらわないといけません。あなたの決断によって，家族の運命は変わります。買わないと後悔するかもしれませんよ。あなた次第です」と，またしても責任感を煽りながら脅してきます。そこで，あなたは「また御札を買えば家族を守れる。家族を守るのが自分の責任だ」と感じて，御札を買ってしまうと，また何となく安心できます。さらにその後，たまたま何も特別悪いことが起きなければ，「大きなトラブルが起きていないのは，御札の効果かもしれない」と思い込むようになってしまいます。そして，再び悪徳セールスマンがやってきて，何かしら理由をつけては，また御札を買

うように要求してくるのです。御札を買い続けてしまうと「御札には不幸を防ぐ効果がある」と信じるようになってしまい，家からどんどんお金が吸い取られてしまいます。

強迫が止められないメカニズムは，この例とよく似ています（図3-2）。頭のなかにいる強迫観念が，当事者に「儀式をしないと，家族に不幸が起こるぞ！」と脅してきます。当事者は恐ろしくなって，つい強迫観念に従い，儀式をしてしまいます。すると強迫観念はいなくなってくれるので，一時的に安心するでしょう。さらにそこで何か特別に不幸なことが起きなければ「儀式をしたから不幸を防げた」と感じてしまいます。これで一件落着ではなく，しばらくしたら，また強迫観念が現れ「この前のような儀式をしないと，家族に不幸が起こるぞ」と脅してきます。当事者は，「儀式をすれば安心できる」と思い，強迫観念に従ってまた儀式をしてしまいます。儀式をすれば安心できるので，それは一時的な解決策になると感じてしまうかもしれません。しかし，儀式をすればするほど，「儀式をすれば不幸は防げるし安心だ」と感じるようになってしまい，儀式が止められなくなってしまいます。

強迫症にハマってしまう問題と，悪徳商法にハマってしまう問題の共通点は，どちらも脅しに従って行動すれば，一時的に安心することができますが，デメリットとして，その行為には意味（効果）があるのではないかと思い込んでしまい，止められなくなるということです。この法則は，ほとんどの当事者の経験と一致していると思います。そして，両方とも根本解決するためには，脅されても従わないことが大切です。具体的には行動実験や曝露反応妨害法を試してみましょう（第3章-11）。

3 悪徳商法にハマってしまう問題と強迫にハマってしまう問題の共通点

- 脅しに従って行動してしまうと，一時的に安心することができるが，デメリットとして，その行為には意味（効果）があるのではないかと思い込んでしまい，止められなくなる
- 解決のためには，脅されても，従わないことが必要（強迫行為を止める練習方法については，第3章-13を参照してください）。

4. 縁起強迫のメカニズムを図で理解する

強迫症がどのように維持・悪化されているのか，その悪循環のメカニズムを図にしながら，客観的に理解していきましょう。図3-3のように，強迫症状とは，a. きっかけとなる出来事／不快な雑念⇒b. 強迫を悪化させる思い込み⇒c. 強迫行為・回避⇒d. 強迫行為の悪循環というメカニズムで維持されてしまいます。強迫のメカニズムを図にすることで，何が強迫を維持している要因なのか，そして，何を変えることが改善に繋がるのかを客観的に理解することができ，治療への道筋がみえてきます。この作業で最も大切なことは，「強迫行為をすれば一時的に安心できるが，一方で長期的にみると，強迫症状が維持されてしまう」という悪循環のメカニズムを理解することです。以下に，本章の冒頭で説明したヤマダさん，ムネさんの縁起強迫のメカニズムの図を示しました（図3-3，図3-4）。自分と最も似ている図をみつけて，参考にしてみましょう。また自分自身の強迫症のメカニズムの図も作成してみましょう。図を作成するときは，最も頻繁に起こり生活に支障をきたしている強迫症状，あるいは，ここ最近に体験した強迫症状を1つだけ選び，それをテーマにして書くのが良いでしょう。

図3-3 “4”が怖いヤマダさんのメカニズム

a．きっかけとなる出来事／不快な雑念
“4” を目撃したり，頭に浮かんだりした時に，「家族に不幸が起こるのでは」と感じる

b．強迫を悪化させる思い込み
・思考と現実の混同（“家族に不幸が起こる”と考えてしまうと，実際にその出来事が起きてしまう可能性が高まる気がする）
・過剰な責任感（不吉なことを考えた自分のせいで，家族に不幸が起こるかもしれない。不幸が起こるのを防がなくてはいけない責任がある）
・確実性の追求（儀式をして確実な安全・安心を追求しなければならない）

c．強迫行為・回避
・今までしていた行動をやり直す
・7まで数える儀式をおこなう
・“4” について考えるのを避けたり，打ち消したりする
・“4” をみたり，触れたりすることを避ける

d．強迫行為の悪循環
強迫行為をすれば，一時的に安心できる。
しかし，以下のようなデメリットがあり，長期的にみれば強迫症が維持されてしまう。
・「強迫行為をしたから，最悪なトラブルを防ぐことができた」と思い込んでしまい，安全・安心を求める強迫行為が止められなくなる。
・「強迫行為をしなくても，現実では，予想していた程の恐ろしいトラブルは起こらない」ことを体験できなくなる。そのため，強迫を悪化させる思い込みが維持されてしまう。

図3-4　独特な儀式が止められないムネさんのメカニズム

a．きっかけとなる出来事／不快な雑念
「娘が交通事故に遭う」というイメージが頭に浮かぶ

b．強迫を悪化させる思い込み
- 思考と現実の混同（“娘が交通事故に遭う”というイメージが頭に浮かぶと，実際にその出来事が起きてしまう可能性が高まる。心のなかで「大丈夫」と念じることで，実際に娘が交通事故に遭わなくなる可能性が高まる気がする）
- 過剰な責任感（娘に不幸が起きるのを何としてでも防がなくてはならない責任がある。何もしないのは無責任だ）
- 確実性の追求（儀式をして確実な安全・安心を追求しなければならない）

c．強迫行為・回避
- 写真をみながら，「大丈夫，大丈夫」と念じる
- 神社の方角に向かって祈る

d．強迫行為の悪循環
強迫行為をすれば，一時的に安心できる。
しかし，以下のようなデメリットがあり，長期的にみれば強迫症が維持されてしまう。
- 「強迫行為をしたから，最悪なトラブルを防ぐことができた」と思い込んでしまい，安全・安心を求める強迫行為が止められなくなる。
- 「強迫行為をしなくても，現実では，予想していた程の恐ろしいトラブルは起こらない」ことを体験できなくなる。そのため，強迫を悪化させる思い込みが維持されてしまう。

【ワーク3-1】自分の症状のメカニズムを図にしてみよう

強迫症のメカニズムの図を作成するときは，最も頻繁に起こり生活に支障をきたしている強迫症状，あるいは，ここ最近に体験した強迫症状を1つだけ選び，それをテーマにして書くのが良いでしょう。

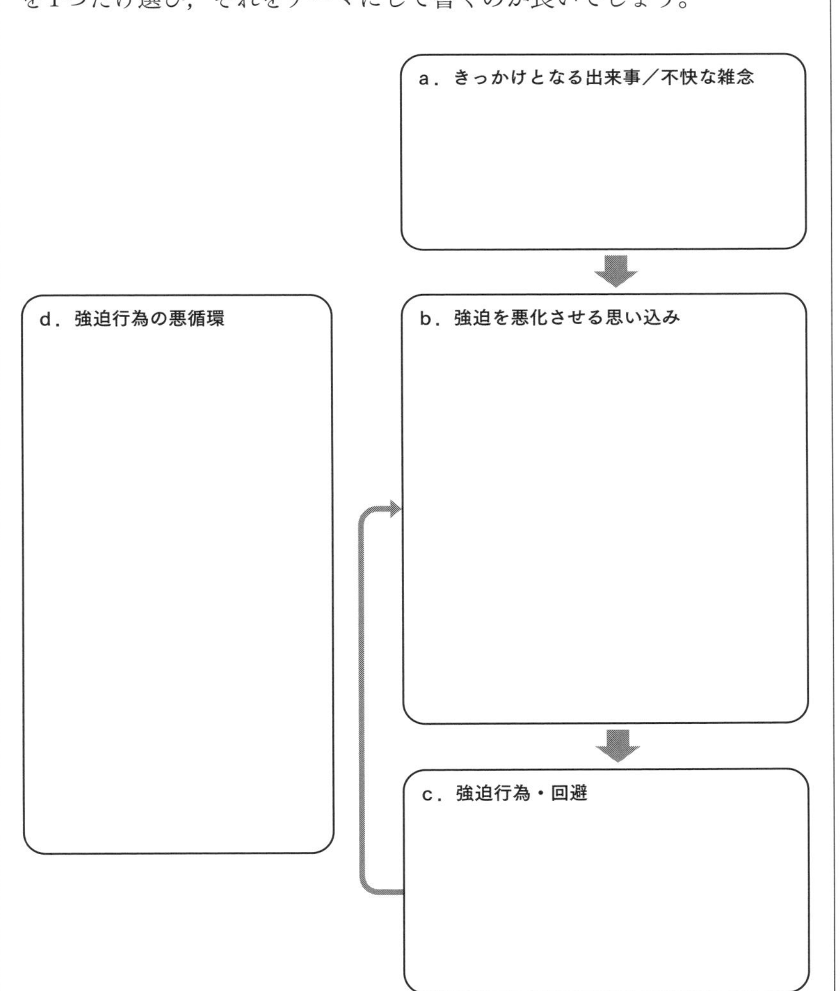

5. 不快な雑念は“相手にせずほうっておく”のが得策

「不吉な予感がする」「縁起が悪い」という考え（雑念）が浮かぶことは異常ではなく，ノーマルな体験なので，その雑念を無理やり打ち消そうとせず，雑念とは戦わない（問題視しない）という対処法が大切であることを理解しましょう。

1 不快な雑念を打ち消すことは対処法になるのか

先述したように，強迫観念のような雑念が浮かぶことは健常者でも起きていることです。したがって，「縁起が悪い」「不吉なことが起こるかもしれない」という考えが浮かぶこと自体は疾患ではなく，ノーマルなことです（第3章-2も参照）。しかし，縁起強迫の当事者は，そのような思考に大きな意味があると感じ，その雑念を打ち消すという対処法をしすぎてしまいます。残念ながら，不快な雑念を打ち消すという対処法は，一時しのぎにしかならず，むしろそれを続けてしまうと，余計にその雑念に囚われてしまいます。多くの研究が，「雑念を打ち消すことで，逆にその思考に囚われてしまう」という結論を示しています（強迫症の当事者であれば，雑念を打ち消すことで強迫症が改善されたのか，それとも維持されたのか，経験的に理解できると思います）。図3-5の通り，健常者と強迫症の当事者では，どちらも不快な雑念が浮かぶことはありますが，両者では雑念が浮かんだ後の**反応の仕方が違う**ということです。

図3-5　健常者と当事者の雑念に対する反応の違い

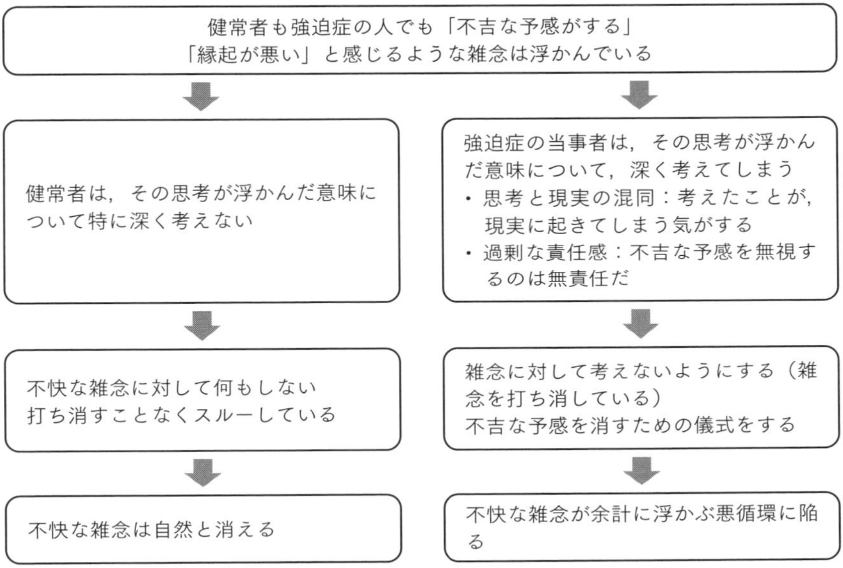

健常者も強迫症の人でも「不吉な予感がする」
「縁起が悪い」と感じるような雑念は浮かんでいる

健常者は，その思考が浮かんだ意味について特に深く考えない

強迫症の当事者は，その思考が浮かんだ意味について，深く考えてしまう
・思考と現実の混同：考えたことが，現実に起きてしまう気がする
・過剰な責任感：不吉な予感を無視するのは無責任だ

不快な雑念に対して何もしない
打ち消すことなくスルーしている

雑念に対して考えないようにする（雑念を打ち消している）
不吉な予感を消すための儀式をする

不快な雑念は自然と消える

不快な雑念が余計に浮かぶ悪循環に陥る

2「不快な雑念を打ち消さない」という対処法

思考は我々の相棒ともいえる存在です。しかし思考は，とても「気まぐれ」な性格です。「魔法や呪いのような現象があるのでは」というように，非科学的な考えが突拍子もなく浮かぶこともあります。このような気まぐれな思考は，常に優しい言葉をかけてくれるとは限りません。「儀式をしないと，不吉なことが起こるぞ！」といった脅しのような思考が浮かぶこともあるでしょう。自分自身の望まない感情や考えが浮かんでしまうのは，人間ではコントロールできないことの一つです。どんなに道徳的な人でも，残虐な考えが浮かんでしまうことはあります。「そのようなことを考えたらダメだ！」とどんなに打ち消しても，考えは自由に，勝手気ままに，浮かんできてしまうものです。

そこで提案する方法は，不快な雑念が浮かんでも好きなようにさせてみて，打ち消そうと必死になるのではなく，雑念は自然現象の一つとして受け入れていくという方法です。ここでいう「受け入れる」とは，「不幸な出来事が起きてしまうのを見過ごしましょう」ということではありません。「どんな人間でも，不吉な考えが自然と浮かんでしまうものである」という頭のなかの現象を受け入れていきましょうということです。

3 どう行動するのかを決めるのは自分自身

「儀式をしないと，不幸が起きてしまう！」といった脅しのような強迫観念は，悪徳商法のようなものです（第3章-3-2）。例えば，悪徳セールスマンに「この商品を買わないと不幸になりますよ！」といわれたら，買わなくてはいけないのでしょうか？　もちろん，悪徳セールスマンに従わなければいけないというルールはありません。買うか買わないかは，自分で決めていいはずです。

強迫に対しても同じことがいえます。強迫観念は「儀式をしないと，不幸が起こる！」とあなたを脅してくるでしょうが，その脅しに従って儀式をしなければいけないというルールはありません。相手にせず，ほうっておきましょう。無理に打ち消そうとすると，逆にしつこく付きまとってきます。しつこいセールスマンのような強迫にいわれるがまま従ってしまうのではなく，**自分の行動を決めるのは自分自身だという意識をもつことが大切です**。強迫は，最初はしつこく現れるかもしれませんが，相手にせず，やりたいことをしていれば，自然といなくなってくれるでしょう（先延ばしの行動実験：第3章-12）。

第4章ワーク4-1の「シロクマの実験」をしてみて，雑念を打ち消そうと努力すると，その思考に囚われてしまうという体験をしてみましょう。この実験からも分かるように，不快な雑念を打ち消そうと努力すればするほど，かえってその思考に囚われてしまいます。

6. 思考と現実は別次元

強迫症の当事者は，自分の悪い考え（強迫観念）が，現実の行動や物事に悪い影響を及ぼしてしまうという思い込みをしていることがあります。このような思い込みを，思考と現実の混同といいます（第3章-3)。思考と現実の混同は，強迫症ではない，健常者にもみられる思考ですが，その思い込みの程度は強迫症の人のほうが強いと考えられています。縁起強迫の当事者には，特に「思考と事象の混同」というタイプの思い込みがよくみられます。思考と事象の混同とは，悪いことを考えてしまうと，実際に悪い出来事が起こる可能性が高まってしまうのでないかと考えることです。例えば，「家族が交通事故に遭う」という状況をイメージしてしまうと，実際に，家族が交通事故に遭ってしまう可能性が高まってしまうと考えます。

【ワーク3-2】考えただけで現実に何かを起こすことはできるのか？

考えただけで，現実に何らかのトラブルを起こすことは可能なのかを検証する実験をしてみましょう。時間制限を設け，1分以内（または1日以内）に「考えたことが現実に本当に起こるのか」検証しましょう。具体的には，考えたり，イメージしたり，念じたりするだけで，以下のような出来事が起きてしまうのか検証してみましょう。

1）すぐ近くの電柱に雷が落ちる
2）部屋にある時計や空調などが壊れる
3）目の前を走っている車がいきなりエンストしてしまう
4）他人（家族，友人，同僚，または治療者）がくしゃみをする
5）他人（家族，友人，同僚，または治療者）が宝くじを当てる
6）他人（家族，友人，同僚，または治療者）の靴紐が切れる
7）他人（家族，友人，同僚，または治療者）のスマホの画面が割れる

8）他人（家族，友人，同僚，または治療者）が酔っぱらい始める
9）他人（家族，友人，同僚，または治療者）がイスから転げ落ちる
10）他人（家族，友人，同僚，または治療者）の足が痛くなる
11）他人（家族，友人，同僚，または治療者）が鼻血を出す
12）その他，あなたが実験してみたいこと

このワークの目標は，「思考や観念には，現実に何かを起こす力はない」ということを体感することです。実験の途中で「こんな実験はバカげている。そんなことは起きるわけがない」と思うかもしれません。その通りです。どんな方法でもいいので，考えただけで，現実に何かを起こすことが，どんなに難しくて，あり得ないことなのかを実体験してみることが大切です。「こんな実験バカバカしすぎてやっていられん！」と心から思えるくらい，本気で取り組んでみましょう。

7. 責任のダブルスタンダードを見直してみる

自分に厳しく他人に寛容なダブルスタンダードがあることによって，強迫が維持されてしまうことを理解しましょう。そして，自分に対してより寛容な態度（より公平な態度）ができるようにしていきましょう。

1 「自分に厳しく他人に寛容」という偏った考え方になっていないか？

ダブルスタンダードとは，矛盾する2つの基準をもっているという意味です。例えば，「他人はミスをしても仕方がないが，自分は絶対にミスをしてはならない」といったように，他人と自分とで，矛盾する基準をもつことです。強迫症の当事者は（多くは知らず知らずのうちに）ダブルスタンダードに基づいて物事を判断してしまうことがあります。当事者は，他者に対するよりも，自分に対してより厳格な基準をもってしまいます。例えば，縁起強迫の当事者は，儀式をしなければいけない責任を，自分に対してのみ強く感じています。このような責任があるのは自分だけであり，他人にはそのような儀式をする責任はないと感じています。

例えば，ムネさんは，「救急車の音が聞こえたら親指を隠さないと，親が病気になってしまう」という責任を感じ，親指を隠すという強迫的な儀式をしていました。しかし，ムネさんには弟がおり，弟がその儀式をする責任は特にないと感じていました。つまり，自分には儀式をする責任があるのに，同じような境遇の弟にはその責任がないという，矛盾する基準をもっていたのです。

上記のムネさんのように，縁起強迫の当事者は「自分は儀式をしなければいけない責任があるが，他人の場合は，例え自分と同じ境遇だったとしても儀式をする責任はない」と感じていることがあります（表3-2）。このような責任のダブルスタンダードは，強迫行為が維持されてしまう要因になります。儀式をしなくてはならない責任について，自分と他人で矛盾する基準をもっていないか客観的に検討し，気づくことが大切です。

表3-2　責任のダブルスタンダード	
自分の場合	他人の場合
• 儀式をしないと，家族に不幸が起こる • 儀式をしないことは罪であり，無責任	• 儀式をしようがしまいが，家族の不幸とは関係がない • 儀式をする義務は特にない。儀式をしなかったとしても罪はない

2 より公平な態度を自分にしてみよう

自分に厳しく他人に寛容なダブルスタンダードがあると，強迫が維持されてしまいます。一方で，他人の場合と同じように，自分に対しても寛容な態度がとれれば，強迫の悪循環から抜け出しやすくなるでしょう。自分にだけ厳しい不公平な基準を見直し，より公平な見方ができるようなワークをしてみましょう。

【ワーク3-3】より公平な態度を自分にしてみよう

以下にある質問について客観的に検討し，責任のダブルスタンダードの考え方を見直していきましょう（場合によっては，治療者や家族と一緒に話し合いながら進めてみましょう）。以下のａ～ｄの問いに対するあなたの考えを書き込んでみましょう。

ａ．あなたが不幸なトラブルを防ぐための儀式をしなかった場合，自分のことをどう思うでしょうか？　どのくらい自分のことを非難し，その責任を追及するでしょうか？

b．家族や友人などの他人が，同じような状況で，不幸なトラブルを防ぐための儀式をしなかった場合，あなたは彼らのことをどう思うでしょうか？　どのくらい彼らのことを非難し，その責任を追及するでしょうか？

c．「自分の場合は儀式を絶対しなければならないが，他人の場合はしなくても良い」といったように，ダブルスタンダードの見方になっていないでしょうか？

d．他人の時と同じくらい公平な目線になってみて，もう一度，「自分は儀式をしなければいけない責任があるのか，儀式をしないことは無責任なのか」ということについて考え直してみましょう。そして，ダブルスタンダードになってしまい苦しんでいる自分に対して，合理的で公平な考え方を提案してみましょう。

8. 「絶対大丈夫」を求めて本当に大丈夫？（確実性の追求）

1 確実性の追求（100％の安全・安心がほしい）

強迫症の当事者は，「大丈夫」という確証がない，不確実で曖昧な状況に対して，強い不安を感じます。例えば，「家族に不幸が起こる」という不吉な予感がした場合，「そんなの単なる予感にすぎない」と分かっていても，「でも，もし万が一，本当に不幸が起きたらどうしよう」と考え，その絶対に大丈夫とはいえない曖昧な状況にとても動揺してしまいます。そして確実な安心・安全を得るために強迫行為（儀式）をしてしまいます。

2 絶対大丈夫はない。かといって，絶体絶命もない

究極をいえば「絶対大丈夫」というものはこの世に存在しないという現実を受け入れてみることが大切です。どんなに儀式をしたとしても，不幸なことが起きてしまうことはあります。どんなにゲン担ぎや神頼みをしても，人間であれば，大きな病気になることはあります。交通安全のお守りをもっていても，事故に遭うことだってあるでしょう。つまり，どんなに儀式をしたとしても，世の中において絶対大丈夫（トラブルが起こる確率は0%）はないといえるでしょう。それにもかかわらず，「絶対大丈夫」を求めてしまうと，強迫症という災いが維持されてしまいます。強迫症を治療するためには，**「100％の安全・安心を求めると強迫が持続・悪化してしまう」という事実に目を向けて，ある程度の（ほとんど僅かな確率でしょうが）トラブルが起こる人生を受け入れる気持ちが大切です。**

世の中に「絶対大丈夫，絶対安全」はありえません。しかし，その一方で，「絶体絶命もない」といえるのではないでしょうか。縁起が悪い出来事が起きたとしても，それで絶対トラブルが起きると確定したわけではありません。仮に，不運な病になってしまったとしても，治療できることもあるでしょう。交通事故が起きたとしても，身体的に無事なケースはたくさんあります。誰かに迷惑をかけても，謝罪すれば済むことだってあります。強迫を治すため

に，「**世の中に絶対大丈夫はない。かといって，絶体絶命もない**」という現実に目を向けてみてはどうでしょうか。そういった考え方を意識しながら，絶対大丈夫を求めてしまう強迫行為や回避を止める練習をしてみましょう（第3章-13）。

3 強迫行為はやらないよりは，やったほうがマシ？

当事者は，万が一の不幸なトラブルを予防・回避するため，強迫的な儀式をしてしまいます。この「万が一の保険」ともいえる儀式について「やらないよりはやったほうが良い」「僅かでも予防できる確率が高まるならやるべきだ」と感じる人もいます。しかし，本当にそうでしょうか。その保険は本当に，当事者の役に立っているのでしょうか。**保険のプランを見直したり（第1章-9），強迫行為による代償について客観的に検討してみましょう（第1章-10）。**

9. 仮説Aと仮説Bの比較（何か本当の困りごとなのか）

1 自分に起きている本当の困りごと（問題）を客観的に理解する

仮説Aと仮説Bの比較は，当事者を苦しめている「本当の困りごと」を客観的に理解していくための方法です。当事者に起きている困りごとは，「儀式をしないと，自分のせいで不幸が起こるのではないか」という思い込みに囚われてしまう悪循環に陥っていることです。この事実を明確にすることが仮説Aと仮説Bの比較の目的です。縁起強迫の当事者の仮説Aと仮説Bの困りごとは，主に表3-3のようになります。両者は似たような文章ですが「実際に起きてしまう」という困りごとと，「思い込みに囚われている」という困りごとでは，大きな違いがあることに注目しましょう。

表3-3　縁起強迫における仮説Aと仮説Bの比較

どちらが私に起きている本当の困りごと？	
仮説Aの困りごと：	仮説Bの困りごと：
私は，儀式をしないと，私のせいで不幸な出来事が**実際に起きてしまう**ので困っている。	私は「儀式をしないと，私のせいで不幸な出来事が起こってしまうのでは」という**思い込みに囚われている**ので困っている。 儀式をすればするほど「儀式をしたから大丈夫」という安心・安全を求めるのが止められなくなる**悪循環に陥っている**ので困っている。

上記のように2つの仮説を比べて，「どちらが当事者に起こっている困りごとなのか」を検討します。多くの当事者は自らの経験を振り返れば，自分に起きている困りごとは仮説B（思い込みに囚われて悪循環に陥っていること）だと理解できるでしょう。反対に，当事者に起きている困りごとは，儀式をしないと不幸なトラブルが現実に起きてしまうことではない（仮説Aではな

い）ことを明確にします。

1）“4”が怖いヤマダさんの仮説Aと仮説B　ヤマダさんは，4をみたり，4が頭に浮かんだりすると，「家族に不幸なことが起こるのでは」と感じ，とても強い不安が起こります。このような強迫観念が浮かんだ際は，強迫行為として，その時にしていた行動をやり直すという儀式をしてしまい，それが止められません。以下にヤマダさんの仮説Aと仮説Bについてまとめました。

表3-4　ヤマダさんの仮説Aと仮説Bの比較

どちらが私に起きている起きている本当の困りごと？	
仮説Aの困りごと：	仮説Bの困りごと：
私は“4”をみてしまった場合，その時にしていた行動をやり直すという儀式をしないと，家族に不幸が**実際に起きてしまう**ので困っている。	私は「“4”をみてしまった場合，その時にしていた行動をやり直すという儀式をしないと，家族に不幸が起きてしまうのでは」という**思い込みに囚われていて困っている。** 行動をやり直すという儀式をすればするほど，「儀式をしたから大丈夫」という安心・安全を求めるのが止められなくなる**悪循環に陥っている**ので困っている。

2）娘が事故に遭うのではないかと心配しているムネさんの仮説Aと仮説B
ムネさんは，娘が外出する姿をみかけると，「娘が交通事故に遭う」という強迫観念が浮かんでしまいます。このような強迫観念が浮かぶと，娘の写真をみながら「大丈夫，大丈夫」と念じるという強迫的な儀式をおこなってしまい，それが止められません。以下にムネさんの仮説Aと仮説Bについてまとめました。

表3-5　ムネさんの仮説Aと仮説Bの比較	
どちらが私に起きている本当の困りごと？	
仮説Aの困りごと：	仮説Bの困りごと：
私は，娘の写真をみながら祈る儀式をしないと，娘が事故に遭うというトラブルが**実際に起きてしまう**ので困っている。	私は「娘の写真をみながら祈る儀式をしないと，娘が事故に遭うのではないか」という**思い込みに囚われていて**困っている。 写真をみながら念じるという儀式をすればするほど，「儀式をしたから大丈夫」という安心・安全を求めるのが止められなくなる**悪循環に陥っている**ので困っている。

【ワーク3-4】仮説Aと仮説Bの比較

具体例を参考にし，自分の症状についての仮説Aと仮説Bを作成してみましょう。

どちらが私に起きている本当の困りごと？	
仮説Aの困りごと：	仮説Bの困りごと：

10. 仮説Bの根拠と解決策について話し合う（仮説Aと仮説Bの比較の続き）

当事者に起きている本当の困りごとは仮説Bである（思い込みに囚われて悪循環に陥っている）という確信をさらに深めるために，次は，「自分の困りごとが仮説Bである」という根拠について検討してみましょう。例えば，以下のような事柄について検討してみてください。

- 「本当の困りごとが，仮説Bである」と思える理由や根拠は何でしょうか？　過去の経験を思い出しながら，その根拠について考えてみてください。
- 「本当の困りごとは，仮説Aではない」と思える理由や根拠は何でしょうか？

上記について検討し，当事者の困りごとが仮説A（トラブルが**実際に起きてしまうこと**）ではなく，仮説B（**思い込みに囚われ悪循環になっていること**）だという根拠を，できるだけたくさん探していきましょう。当事者の困りごとが仮説Bであるという根拠の例としては，以下のようなものがあるでしょう。

- そもそも強迫になる前は儀式なんてしていなかったが，結局その時は何も起きてはいなかった。
- 逆に，儀式をしていたのに，家族にトラブルが起きたことがあった。
- 自分以外の人達は何も儀式をしていないのに，普通に生活できている。自分だけ儀式しなければいけないのは客観的に考えておかしい。

1 仮説Bの解決策を話し合う

当事者の困りごとが，仮説B（思い込みに囚われ，悪循環に陥っていること）であるのなら，儀式をすることは，本当に当事者の困りごとを解決する手段になるのかを検討してみましょう。

【ワーク3-5】仮説Bに対する解決策は何か？

仮説Bの困りごと（思い込みに囚われ，悪循環に陥っているという困りごと）を解決する方法として，正しいのはどちらでしょうか？ 客観的に検討してみましょう。

- **強迫行為を続ける**　儀式をしないと，当事者のせいで不幸なトラブルが実際に起きてしまうので，儀式をし続けることが解決策になる。
- **強迫行為を止める**　儀式をすれば一時的に安心できるが，長期的にみれば，「儀式をしたから大丈夫」という安心・安全を求める傾向が止められなくなる悪循環に陥ってしまう。したがって，儀式（強迫行為）を止めることが解決策になる。

上記の解決策について検討した結果，「強迫行為を止める」を選択したのであれば，行動実験をやってみましょう（第3章-11）。「強迫行為を続ける」を選んだ場合は，実際にその解決策で本当に自分の問題（強迫症）が改善されるのかを，強迫のメカニズムの図（図3-3，図3-4）とワーク3-4を振り返りながら再検討してみましょう。

【ワーク3-6】仮説Aと仮説Bを比較して，本当の困りごとに対する適切な対処法を考えよう

ワーク3-4で作成した仮説Aと仮説Bを踏まえ，以下の例のように自分の本当の困りごとに対する適切な対処法を考えてみましょう。

例）ヤマダさんの仮説Aと仮説Bの比較

どちらが私に起きている本当の困りごと？	
仮説Aの困りごと：	仮説Bの困りごと：
私は，“4”をみてしまった場合，その時にしていた行動をやり直すという儀式をしないと，家族に不幸が**実際に起きてしまう**ので困っている。	私は「“4”をみてしまった場合，その時にしていた行動をやり直すという儀式をしないと，家族に不幸が起きてしまうのでは」という**思い込みに囚われていて困っている。** 行動をやり直すという儀式をすればするほど，「儀式をしたから大丈夫」という安心・安全を求めるのが止められなくなる**悪循環に陥っている**ので困っている。
上記を選択した根拠は何だろうか？（仮説Bを選択したのであれば，なぜ仮説Bが自分の困りごとだといえるのか，あるいは，自分の困りごとが仮説Aではないという根拠は何かを書いてみる） • そもそも強迫になる前は，儀式なんてしていなかったが，その時に何も大きな不幸は起きてはいなかった。 • 逆に，儀式をしていたのにもかかわらず，家族が病気になってしまったことがあった。	
自分の本当の困りごとに対する適切な対処法 儀式を止めても，実際は何も起こらないことを経験する。儀式を止める練習をする。	

どちらが私に起きている本当の困りごと？	
仮説Aの困りごと：	仮説Bの困りごと：

上記を選択した根拠は何だろうか？（仮説Bを選択したのであれば，なぜ仮説Bが自分の困りごとだといえるのか，あるいは，自分の困りごとが仮説Aではないという根拠は何かを書いてみる）

自分の本当の困りごとに対する適切な対処法

11. 縁起強迫に対する行動実験（現実では何が起こるのか）

行動実験は，「強迫行為や回避を止めてみると，現実では何が起こるのか」を実験しながら，強迫症の治療をおこなう手法です。行動実験によって，「強迫行為や回避をしなくても，予想していたほど恐ろしい出来事は起こらない」という事実を，体験していきます。行動実験の意義について，より理解してもらうために，以下のメタファーを一読しておくと良いでしょう。

1 行動実験のメタファー

例えば，想像してみてください。クローゼットの扉の前で，ずっと座り続けている子どもがいます。母親がそのクローゼットを開けようとすると，子どもは母親を止めて，こういいます。「クローゼットを開けちゃだめだ！　昨日，クローゼットから変な音がしたんだ。きっとあのクローゼットのなかには，恐ろしいオバケがいる。だからあのクローゼットが開かないように，ここで見張っていなきゃいけないんだ」。さて，その子は，どうすればクローゼットのなかにオバケなんていないということを理解してくれるでしょうか。言葉で「クローゼットのなかにオバケはいないから大丈夫だよ」と伝えて説得するのも方法です。しかし，一番確実な方法は，実際にクローゼットの扉を開けてみて，なかに何もいないということを子どもに実体験してもらうことでしょう。

上記の話は，強迫症を克服する方法とよく似ています。不幸な出来事が起こるのを予防・回避するために，儀式をおこなってしまうと，「儀式をしたから恐ろしいトラブルを防げたのだ」と思い込むようになり，儀式が止められなくなってしまいます。また，儀式をしているうちは，「本当は儀式をしなくても，何も恐ろしいことは起こらない」という事実に気付けなくなってしまいます。そのような思い込みによる悪循環を解決するため，儀式を止めると現実では何が起こるのかを実験するのが行動実験です。

2 行動実験の組み立て方

行動実験では，表3-6のような表を使い，実験計画を考え，実験の結果を記録し，実験結果から得られた考え方を記録していきます。行動実験をおこなうことで，最終的に，「強迫行為や回避をしなくても実際には何も恐ろしいことが起こらないのが現実である」ということを体験してもらいます。以下に具体例を説明します。

1）“4”が怖いヤマダさんの行動実験　ヤマダさんは，数字の“4”をみたり，頭に浮かんだりすると，「家族に不幸が起きる」と感じてしまう強迫観念に苦しんでいます。友人や家族にメールを送る際にも，“4”がメールの文章に含まれていないか，何度も確認してしまいます。万が一，“4”が含まれた文章のメールを送ってしまうと，送信相手に不幸が訪れるという思い込みに囚われていました。以下は，ヤマダさんがおこなった行動実験の記録です。

表3-6　ヤマダさんの行動実験の記録	
ターゲットにしたい強迫行為や回避 （どのような強迫行為に苦しんでいるのか）	数字の“4”をみたり，頭に浮かんだりすると，「家族に不幸が起きる」と感じてしまうので，“4”を避けながら生活している。
実験内容 （具体的に，どのような強迫行為を止めてみる実験をするのか）	治療者と一緒に「よん，よん，よん，よん，よん，よん……」と繰り返し言葉にして，それを3分間唱え続ける。 途中で声色を変えて低い声で「よん」といったり，リズムを変えて「よーん」などとできるだけユーモアを入れながら言葉にして，唱え続けてみる。
強迫観念に基づく予想 （強迫行為を止めた場合，最悪，どのようなトラブルが起こると予想しているのか？）	私の不安は，どんどんと高まり，やがてピークを越え，最終的に大声を出して我を失ってしまうような行動をしてしまう。

結果 （現実では何が起こったのか？）	特に何も起こらなかった。「よんよん……」と唱えているうちに，「よん」という言葉のもつ意味がだんだんと薄れていき，単なる「よん」という音に変わっていった。「不幸なことが起こる」という不安もなくなっていた。 途中，「よん」が「にょん」という音にも聞こえてきて，面白くなった。
考察 （実験から何が学べたか）	考えてみれば，そもそも「よん」なんて，元はただの音の連続だ。私が，「よん」という音に特別な意味付けをしてしまったから，「よん」を恐ろしく感じていたのだと分かった。

2）娘に不幸が起きてしまうことを想像してしまうムネさんの行動実験　ムネさんは，娘が外出する姿をみかけると，「娘が交通事故に遭う」という強迫観念が浮かんでしまいます。そして，娘の写真をみながら「大丈夫」と念じる儀式をおこない，娘が事故に遭うのを防がなくてはならないという強迫行為をしています。以下，ムネさんの行動実験です。

表3-7　ムネさんの行動実験の記録

ターゲットにしたい強迫行為や回避 （どのような強迫行為に苦しんでいるのか）	「娘が交通事故に遭う」ということを考えたせいで，娘が事故に遭うかもしれないので，娘の写真をみながら「大丈夫」と念じる儀式をしてしまう。
実験内容 （具体的に，どのような強迫行為を止めてみる実験をするのか）	娘が自転車に乗っている目の前で「娘が自転車から転んでしまう」というイメージを浮かべ，さらに「大丈夫」と念じる儀式をしないと，何が起こるのか実験する。
強迫観念に基づく予想 （強迫行為を止めた場合，最悪，どのようなトラブルが起こると予想しているのか？）	私がそのことを考えてしまったせいで，娘が自転車から転んでケガをしてしまう。

結果 （現実では何が起こったのか？）	特に何も起こらなかった。
考察 （実験から何が学べたか）	自分が何かを考えたところで，現実に影響はないということが改めて理解できた。

12. 強迫行為を先延ばしにする行動実験

[1] 強迫行為を先延ばしにする行動実験（詳しい説明は第１章-15を参照）

強迫行為をするタイミングを遅延させる「強迫行為の先延ばし」を実験することで「強迫行為をするタイミングを決めるのは自分自身である」という経験をしてみましょう。強迫観念が浮かんだ後，すぐに強迫的な儀式をやるのではなく，一定時間遅延させてからおこなうことにより，強迫的な衝動は一時的なものであり，時間を置くことでその衝動が自然と小さくなるという体験をしてみましょう。

1）行動をやり直してしまうヤマダさんの先延ばし実験　ヤマダさんは，“4”をみたり，“4”が頭に浮かんだりすると，「家族に不幸なことが起こる」と考えてしまう強迫観念に苦しんでいます。また，その強迫観念を消すために，“4”について考えていた時にしていた行動を「やり直す」という強迫行為をしていました。例えば，文章を書いているときに，“4”が頭に浮かんだら，今まで書いてきた文章を全て消して書き直していました。ヤマダさんは，以下のような，行動実験をおこないました。

表3-8　ヤマダさんの先延ばし行動実験の記録

ターゲットにしたい強迫行為や回避 （どのような強迫行為に苦しんでいるのか）	パソコンで文章を書いている時に“4”が頭に浮かぶと，今まで書いていた文章を消して書き直しをしてしまう。これを何度も繰り返してしまう。
実験内容 （具体的に，どのような強迫行為を止めてみる実験をするのか）	パソコンで文章を書いている時に“4”が頭に浮かんだとしても，文章を消して書き直したりせず，とりあえず文章を全て書ききってみる。そして30分くらい時間を遅延させてから，文章を書き直しするかどうか判断してみる。

強迫観念に基づく予想 （強迫行為を止めた場合，最悪，どのようなトラブルが起こると予想しているのか？）	強迫行為を遅延させると，文章を書き直ししたい衝動がどんどん高まり，我慢できなくなる。また，強迫行為を遅延させてしまうことで，不幸なトラブルが家族に起きてしまうだろう。
結果 （現実では何が起こったのか？）	文章を書いている時に“4”が頭に浮かんでも，「書き直しするかどうかは，後で考えよう」と考えて先延ばしすることができた。最初はモヤモヤしたが，とりあえず文章を書ききってしまうことにした。文章を書ききった後，30分間ほど動画をみながら過ごしていたら「書き直ししたい」という衝動もなくなっていて「まあいいか」と思えた。また，書き直しをしなくても，結局，家族に何のトラブルも起きなかった。
考察 （実験から何が学べたか）	「強迫行為をしなければ」という衝動は，時間を遅延させることで小さくなることが体験できた。また，やり直しをしなくても，結局何も恐ろしいことは起こらないということを実体験できた。

2）独特な儀式が止められないムネさんの先延ばし実験　ムネさんは，「救急車の音が聞こえたら，すぐに親指を隠さなくてはならない」「カラスをみたら，祈らなくてはならない」といった迷信に従って行動してしまいます。このような迷信にすぐに従わないと，自分のせいで家族に不幸が訪れてしまうと考えてしまいます。

表3-9　ムネさんの先延ばし行動実験の記録

ターゲットにしたい強迫行為や回避（どのような強迫行為に苦しんでいるのか）	救急車の音が聞こえたら，親指を隠さなくてはならないという強迫行為をしている。
実験内容（具体的に，どのような強迫行為を止めてみる実験をするのか）	救急車の音が聞こえた時，強迫観念に従って，すぐ親指を隠す儀式をするのではなく，30分先延ばしをしてみる。儀式をするタイミングを自分で決めることで，強迫観念に従わないとどうなるかを実験してみる。
強迫観念に基づく予想（強迫行為を止めた場合，最悪，どのようなトラブルが起こると予想しているのか？）	親に不幸が起きてしまう（親が急に倒れて，救急車で運ばれる）。
結果（現実では何が起こったのか？）	特に何も恐ろしいことは起こらなかった。30分先延ばしにしたら，「儀式をしなければ」という衝動や不安もほとんどなくなっていた。
考察（実験から何が学べたか）	強迫観念に従わなくても，何も恐ろしいことは起こらないことが体験できた。また，強迫的な衝動を遅延させることができ，「自分の行動は自分で決められる」という自信がついた。

【ワーク3-7】行動実験をしてみよう

具体例を参考にし，行動実験をしてみましょう。

ターゲットにしたい強迫行為や回避 （どのような強迫行為に苦しんでいるのか）	
実験内容 （具体的に，どのような強迫行為を止めてみる実験をするのか）	
強迫観念に基づく予想 （強迫行為を止めた場合，最悪，どのようなトラブルが起こると予想しているのか？）	
結果 （現実では何が起こったのか？）	
考察 （実験から何が学べたか）	

13. 縁起強迫に対する曝露反応妨害法

曝露反応妨害法は強迫症の治療に最も使用される方法です。不安を感じる状況にあえてチャレンジをし，今までしてきた強迫行為を段階的に止めて，最終的に不安に慣れていくことを目指す方法です。曝露とは，強い不安や強迫観念が起こる状況にあえて自ら接触する（曝露する）ことです。そして反応妨害とは，不安が起きたとしても，強迫行為をせずに，不安が自然に軽減するまで待つという方法です。この曝露と反応妨害を同時におこなうのが曝露反応妨害法です。**不安に慣れるメカニズムについては第1章-17を参照してください（必ず目を通してみてください）**。

1 強迫的な儀式が止められなくなるメカニズム

曝露反応妨害法をおこなう前に，強迫行為が止められなくなるメカニズムをおさらいしましょう。例えば，「儀式をしないと，家族に不幸が起こるのではないか」といった強迫観念が浮かぶと，強い不安と同時に，儀式をしなければという衝動が起こります。そこで儀式をやり通すことができれば，「儀式で不幸を予防できた」という気持ちになり，安心することでしょう。一方で「儀式をしたから大丈夫だった」という思いが強くなってしまい，結果として，儀式をするのが止められなくなる悪循環に陥ります。

2 徹底的に反応妨害することが大切

不安に早く慣れるために，徹底的に反応妨害をする必要があります。反応妨害が中途半端だと，余計に不安になり，強迫行為をしたくなる衝動が高まってしまいます。例えば，“4”が不吉な数字であれば，“4”に一時的に触れるのではなく，できるだけ毎日“4”に触れるようにして，“4”から避けられないような工夫をしましょう。例えば，“4”が書かれた紙をポケットに入れて生活したり，スマホのトップ画像を“4”がある画像に設定してみたりして，できるだけ不吉だと思う対象物から**避けられないように工夫すること**が大切です。最初は，ひらがなで「よん」，英語で「Four」と書いた紙をもち歩くのでも構いません。大切なのは，不吉な対象から避けられないような工夫をして，毎日を過ごすことです。

また，初めてチャレンジする時は，結構な苦痛を感じると思いますが，同じ課題を少なくとも1週間（できるだけ毎日）続けていれば，着実に慣れていけるでしょう。

3 はしごを一段ずつのぼるように，できそうなことから1歩ずつチャレンジ

曝露反応妨害法をおこなう場合は，少しずつ段階的に不安のレベルを高めていくことが大切です。そのために，不安の強さのレベルをステップにした表を作成できると分かりやすいでしょう。この表を**不安階層表**（表3-10）といいます。不安階層表は，例えるのなら，自分自身の恐怖の「はしご」を作るようなものです。「頑張ればできるだろう」と思えるくらいの簡単なレベルから始め，一段のぼることができたら，それができた自分を称賛し，次のステップへ進んでいきます。こうしてワンステップずつゴールを目指します。最初は，治療者や家族に手伝ってもらいながらでも構いません。はじめは怖いと思うでしょうが，恐怖のはしごをのぼるたびに，達成感と自信が高まっていくことを体験してみてください！

1）ヤマダさんの不安階層表の例　ヤマダさんは，“4”の数字をみたり，頭に浮かんだりすると「家族に不幸が起きるのでは」と感じてしまう強迫観念があり，そのため，できるだけ“4”を避けたり考えないようにしたりしながら生活していました。以下は，ヤマダさんの不安階層表です。

表3-10 ヤマダさんの不安階層表	
ステップ6 （ゴール）	“4” が含まれたメールを友人や家族に送ってみる。
ステップ5	“4” と書かれた紙をスマホのカメラで撮影し，スマホのトップ画面にして生活する。
ステップ4	“4” と書かれた紙を洋服のポケットのなかに入れて生活する。
ステップ3	“4” と書かれた紙を毎日使うカバンのなかに入れて生活する。
ステップ2	小さく数字で “4” と書かれた紙を毎日使うカバンのなかに入れて生活する。
ステップ1	小さく「よん」と書かれた紙を毎日使うカバンのなかに入れて生活する。

2）ムネさんの不安階層表の例　ムネさんは「娘が事故に遭うのでは」という強迫観念が毎日のように浮かんでいました。そのような強迫観念が浮かぶと，娘の写真をみながら「大丈夫」と何度も念じる強迫行為をしていました。以下は，ムネさんの不安階層表です。

表3-11 ムネさんの不安階層表	
ステップ7 （ゴール）	「娘が事故に遭う」という考えが浮かんでも儀式をせずに生活する。
ステップ6	「娘が事故に遭う」という考えが浮かんでも，すぐに「大丈夫」と念じないで，週末まで先延ばしする（儀式をするのを週1日だけにする）。
ステップ5	「娘が事故に遭う」という考えが浮かんでも，すぐに「大丈夫」と念じないで，夜寝る直前まで先延ばしする。
ステップ4	「娘が事故に遭う」という考えが浮かんだら，壁に向かって一度だけ「たぶん大丈夫」と念じる。
ステップ3	「娘が事故に遭う」という考えが浮かんだら，壁に向かって一度だけ「大丈夫」と念じる。

ステップ2	「娘が事故に遭う」という考えが浮かんだら，娘の名前が書いてあるメモに向かって一度だけ「大丈夫」と念じる。
ステップ1	「娘が事故に遭う」という考えが浮かんだ時に，娘の写真をみながら「大丈夫」と念じるのを一度だけにする。

④ 計画変更もある（柔軟に対応しよう）

上記のようなスモールステップの表を作り，計画的に曝露反応妨害法をおこなっていきましょう。ただし，計画は途中で変わることもあります。場合によっては，ステップを入れ替えたり，新しいステップを追加したりすることがあるでしょう。治療者や主治医がいる場合は，相談しながら，段階的に曝露反応妨害法に挑戦し，「強迫行為をせずとも，不安は自然と小さくなる」という体験をしてみてください。

【ワーク3-8】不安階層表を作ろう

具体例を参考にし，不安階層表を作成してみましょう。

ステップ6 （ゴール）	
ステップ5	
ステップ4	
ステップ3	
ステップ2	
ステップ1	

第4章

強迫観念に対する認知行動療法

1. 不道徳で暴力的な強迫観念を主訴とする当事者の具体例

1 不道徳で暴力的な強迫観念

強迫観念を主訴とする当事者は，不道徳で暴力的な考えが自らの意思に反して頭に浮かび，消えてくれないという苦しみを抱えています。当事者は「こんなことを考えてはいけない」と強く拒絶しているのですが，意志に反して頭に浮かんでしまいます。また，当事者は，不道徳で暴力的なことを考えてしまう自分自身のことを，「私は恐ろしい人間だ」「自分は異常者かもしれない」と疑い，強い罪悪感や恥ずかしさを感じています。当事者は「人を傷つけるような行為は絶対にしてはならない」と本心から願っており，実際に不道徳で暴力的な行為をしたことがないにもかかわらず，このような強迫観念が頭に浮かんでしまいます。また当事者は，自らの不道徳な強迫観念を強く恥じているため，誰にも相談することができずに苦しんでいることがあります。

強迫観念を主訴とする当事者によくあるテーマは，主に以下の4つです。

a. 暴力的な思考　「他人に暴力を振るってしまうのではないか」といった考えやイメージが浮かび，消えてくれません。例えば，刃物で他人を傷つけてしまうイメージや，子どもや老人に残酷なことをしてしまうイメージ等があります。他人を罵倒したり，暴言を口走ったりしてしまうのではないかと心配するケースもあります。また他人ではなく，自分自身に対して危害を加える「自傷」に関するイメージが浮かんでしまう人もいます。

b. 不道徳な思考　社会的ルールを逸脱してしまうような不道徳な行いに関する思考が頭に侵入してきてしまいます。例えば，自分が万引きや窃盗をしてしまうのではないか，痴漢をしてしまうのではないか，公衆の面前で自ら全裸になってしまうのではないかと心配になり，自分がそのような行動をしてしまうイメージが頭に侵入してきます。もちろん，そういった行動をしてはならないと本心から自覚していますが，当事者は，自らの道徳性を疑い，行動を抑えきれないのではないかと心配してしまいます。このタイプは，人様に迷惑をかけてしまうことを恐れる加害恐怖（第2章）との共通点が多いといえるでしょう。

c．許容できない性的な思考　近親相姦や小児性愛など，自分が望まない性的思考が頭に侵入してきてしまう当事者もいます。例えば，そのような性的趣味はないにもかかわらず，自らの意思に反して，子どもに性的な悪戯をしてしまうようなイメージが頭に浮かんだり，自分が浮気をしたりしてしまうイメージや衝動が侵入してくるといった強迫観念に苦しんでいます。

d．神仏への冒涜　神を冒涜するような考えやセリフが，頭に浮かんできてしまうタイプの強迫観念もあります。例えば，神前で，神を侮辱するような不道徳な行為をしでかしてしまいそうな衝動が起きたり，神を侮辱するようなセリフが頭に浮かんだりする強迫観念に苦しんでいる当事者もいます。

以下は，不道徳な強迫観念の症状をもつ当事者の架空事例です。

1）暴力的な考えに囚われているハマさん　ハマさんは，両親と暮らしている30代前半の独身男性で，会社で事務の仕事をしています。ハマさんは，両親と同じ部屋で一緒に過ごしていると，「自分が両親に暴力を振るってしまう」というイメージが頭に浮かぶ強迫観念に苦しんでいました。ハマさんは，両親に対してネガティブな感情を抱いているわけではなく，一般の家庭と同じように，両親のことを大切に感じているのですが，このようなイメージが意に反して浮かんでしまいます。ハマさんは，「こんなことを考える自分はなんて異常な人間だ。いつか本当に恐ろしいことをやってしまうのではないか」と不安になり，このような考えが浮かばないように打ち消したり，心のなかで両親に謝罪をしたり，できるだけ両親と同じ部屋にいないようにしたりしています。また，ハマさんは，包丁やカッター等の刃物をみると，「刃物で誰かを襲ってしまう」というイメージが頭に浮かぶ強迫観念にも苦しんでいました。このようなイメージが頻繁に浮かぶので，ハマさんは，「私は犯罪者の素質がある異常な人間だ」と考え，自分のことを恐ろしく感じるようになりました。そのため，人前でカッターや包丁等の刃物を使用したり，それらを視界に入れたりするのを避けています。

2）不道徳な考えに囚われているアオキさん　アオキさんは，妻と娘と生活している40代の男性で，公務員として市役所で働いています。アオキさんは電車に乗っていると，「自分がスリをしてしまうのでは」という考えが頭に浮かんでしまいます。本心ではそんなことしたくないと思っているのですが，「もし勝手に手が動いてしまったら……」といった考えが頭から離れません。このような考えが頻繁に浮かんでしまうので，アオキさんは自分のことを「こんな考えが浮かぶ自分はきっと異常者だ」「いつか本当に犯罪をしてしまうのではないか」と心配になり，満員電車を避けるようになってしまいました。

また，アオキさんは「自分が痴漢をしてしまうのでは」という考えが頭に浮かぶこともあり，とても苦しんでいました。痴漢に関する考えが浮かんだ時は，直ちに別のことを考え，その思考を打ち消すような努力をしていました。しかし，不道徳な思考を打ち消そうとしても，またすぐに浮かんでしまいます。アオキさんは，「この考えを打ち消さないと，自分は本当に性犯罪者になってしまう」と考え，不道徳な思考と常に戦っていました。

3）自傷に関する強迫観念に苦しむウエダさん　ウエダさんは，夫と2人の子どもの家庭をもつ30代の女性で，パートタイムの仕事をしています。ウエダさんは，自殺願望があるわけではないのに，「自分で自分を傷つけてしまうのではないか」といった自傷に関する強迫観念に苦しんでいます。例えば，車に乗っている時に，ドアを自ら開けて道路に転がり落ちてしまうイメージが頭に浮かびます。そのため，車を乗ることを避けています。どうしても車に乗らなければならない時は，車のドアがちゃんとロックされていることを何度も確認したり，シートベルトに強く掴まり身体を固定させたり，スピードをできるだけ出さないようしたりする等の強迫行為をしています。また，自ら橋やビル等から飛び降りてしまうイメージが頭に侵入してくることもあります。「私はいつか抑えきれなくなって，本当にそれを実行してしまうのではないか」と心配になり，高いところへ行くことを避けています。

2. 不道徳で暴力的な雑念が浮かぶのは異常なことなのか？

強迫観念に苦しんでいる当事者は，不道徳で暴力的な考えが繰り返し頭のなかに浮かぶので，自分自身のことを異常者だと疑ってしまうことがあります。例えば，「このような考えが浮かぶ自分は危険で恐ろしい人間だ」「このような考えは，きっと私の本心だ。私は，心の底では，こんなに恐ろしいことを考えている悪い人間だ」というように，自分に対してネガティブな評価をしてしまいます。では，実際のところ，不道徳で暴力的な考えが浮かぶことは，異常なことなのでしょうか。強迫症の当事者が体験しているような考えは，特殊な思考のように思う人もいるでしょうが，実はそうではありません。研究によれば，強迫症の当事者にみられるような不道徳な思考は，多くの健常者でも体験していることが示されています。表4-1は100名の健常者を対象にした「攻撃性，道徳性，性に関する不快な思考」の調査結果です（Moritz & Hauschildt, 2016)。

表4-1の調査結果のように，強迫症の当事者が体験している考えは，強迫症でない健康な人々でも一般的に体験しているものです。強迫症の当事者の割合は全人口の約1%ですので，それと比べると，より多くの健常者が強迫観念と同じような思考を体験しているといえるでしょう。つまり，不道徳で暴力的な考えが浮かぶこと自体は病的なものではなく，ノーマルな体験であるということです。このような思考は，病的な強迫観念と区別するため，不快な雑念（侵入思考）と呼ばれます。そして認知行動療法では，「不道徳な強迫観念が浮かぶこと自体は，病的なものではなく，健常者にもみられるノーマルな体験である」という解釈をしていきます（これをノーマライジングといいます)。ノーマライジングによって，不道徳な雑念が浮かぶという体験を「異常なことだ」とネガティブに拡大解釈しないことが大切です。では，そのノーマルなはずの雑念が，なぜアブノーマルで病的な強迫観念になってしまうのでしょうか。その理由の一つとして，強迫症の当事者は，以下のようなネガティブな思い込みが強いために，本来ノーマルなはずの雑念が，病的な強迫観念へと発展してしまうといわれています。

表4-1　攻撃性，道徳，性に関する不快な考えが浮かぶことがあるか？
（精神疾患のない健常者100名を対象にした調査の結果）

攻撃性，道徳，性に関する不快な考え	%
自分が本当はとても好きな相手に対して，強い怒りを感じることがある。	63
私は，他の人に比べて，不道徳な人間だ。	48
本当はそんなこと考えたくないのに，ときどき良くないことを考えることがある。	48
悪意のある考えを抱く人間は悪人である。	38
車を運転するときは，事故を起こして人にケガをさせることを想像してしまう。	37
愛している相手に対して，たまに憎しみの感情が湧くことがある。	36
自分は悪い親なのではないかと思う。	32
キレたら自分は何をするか分からないと思う。	30
自分自身のなかに邪悪な心があるように思える。	30
不用意に誰かを傷つけるのではないかと考える。	30

3. 強迫観念を悪化させる思い込み

強迫症の当事者は，以下のような思い込みを強くしているために，本来であればノーマルなはずの雑念が，病的な強迫観念へと発展してしまいます。これらの思い込みは，明確に意識されるものではなく，当事者が潜在的に抱いているということもあります。

1）思考の過大評価　不快な雑念・衝動・イメージが浮かぶことについて，「重大な意味がある」と深く考えすぎてしまい，雑念が浮かんだことの理由について，さまざまなネガティブな憶測をしてしまいます。例えば，不道徳で暴力的な雑念が浮かんだ時に，その雑念をスルーできず，「なぜこのような考えが浮かぶのだろうか？　きっと自分の性格（本心）と関係していのだろう」「このような考えが浮かぶのには，きっと重大な理由があるのだろう」と考えすぎてしまいます。

2）思考と現実の混同　本来，思考と現実は別次元のものですが，それらを混同してしまい，思考と現実を関連付けて考えてしまうことが，思考と現実の混同という思い込みです。この思い込みが強い当事者は，「自分の頭に浮かんだ悪い考えが，現実で起こる出来事に悪影響を与える可能性がある」と思い込んでいます。これは，いわゆる「言霊」のような非科学的現象を信じてしまう心理に似ています。思考と現実の混同は，主に以下のようなパターンがあります。

3）過剰な責任感　過剰な責任感は，不道徳で暴力的な雑念が浮かんでしまう理由を，自分に引き付けて考えてしまう思い込みです。例えば，「不道徳で暴力的な考えが浮かぶのは，私の異常な性格のせいだ」と思い込んでしまうことです。また，この思い込みが強い当事者は「悪いことを考えている自分を許してはならない」と考え，不道徳な思考をもってしまった自分を強く非難し，強い罪悪感を抱きます。さらに，「悪い考えは打ち消さなくてはならない」「恐ろしくて異常な考えを自分の責任でコントロールしなければならない」というような解釈をし，自らの思考をコントロールしなければいけない責任を強く感じてしまいます。このような思い込みが強いと，実際に強迫観念をコントロールしようとする強迫行為をおこなってしまいます。

4. 強迫行為の悪循環

強迫観念に苦しむ当事者は，不道徳で暴力的な雑念がきっかけで起きた不安や罪悪感を回避・軽減するために，以下のような強迫行為や回避行動をします。

1）「考えまい」と思考をコントロールして打ち消す／中和する

- 不快な観念を頭から追い出そうと打ち消したり，その考えについて「考えまい」と過剰にコントロールしたりする（思考抑制：第4章-7）
- 道徳的な思考や行動をあえて意図的におこなうことで，不道徳な考えを中和する

2）儀式をして中和する（縁起強迫：第3章）

- 道徳的な儀式，迷信的なゲン担ぎやまじないをおこない，不道徳な思考を中和する
- 心のなかで謝罪する／祈る

3）思考の確認・監視

- 自分が悪いことを考えていないかどうかを監視しながら生活する
- 自分の行動に注意を払いながら生活する

4）回避（強迫観念が起きそうな状況や物を避ける）

- 不道徳で暴力的な考えが浮かぶきっかけになりそうな状況や人を過度に避ける。例えば，“子どもに暴力を振るってしまう”という強迫観念に苦しんでいる当事者は，できるだけ子どもに近づかないように避ける。
- 包丁やカッター等，人を傷つけてしまいそうな物をみない，もたない，近づかない，または過剰に用心して使用する。

- 車や自転車の運転などを避ける。例えば，“車で人を轢いてしまう”という暴力的な強迫観念が浮かんでしまうので，運転を避ける。
- 望まない性的思考が浮かんでしまう状況を避ける。例えば，痴漢等に関する強迫観念に苦しんでいる当事者は，満員電車を避けたり，異性に近づくことを避けたりする。

5）再保証を求める（大丈夫という安心を求める）

- 家族やパートナーなどの頼れる他者に「こんなことを考えている自分はおかしな人間ではないよね？」「私は何も悪いことしていないよね？」という質問をして，「自分は悪い人間ではない」という保証を得ようとする。「大丈夫だよ」と相手にいってもらえると安心できるので，保証を求めるための質問が止められず，繰り返してしまう。相手から「しつこい」といわれてしまい，口論になることもある。

6）強迫観念の隠ぺい（口に出せない）

- 強迫観念に関する困りごとを相談することができない。「こんな非常識なことを考えているなんて，恥ずかしい。もし他人が知ったら，頭のおかしい人間だと思われてしまう」「サイコパスだと診断されてしまう」と考え，強迫観念に苦しんでいることを他人に知られないように努力する。

1 その対処法は有効なのか？　それとも逆効果なのか？

強迫観念に悩んでいる当事者は，不快な雑念を打ち消すために，さまざまな強迫行為をしてしまいます。強迫症の当事者は，不道徳で暴力的な雑念を打ち消すといった強迫行為を「最悪なトラブルを防ぐための対処法」だと思ってやってしまうことがあります。実際，強迫行為によって，不道徳な雑念を打ち消すことができれば，一時的に安心することができるでしょう。しかし，強迫行為や回避は，一時的な対処にしかならず，長期的にみれば，「悪い考えを打ち消したから，恐ろしいトラブルが起こるのを回避できた」という思い込みが強くなってしまい，安全・安心のために強迫行為や回避をすることが止められなくなってしまいます。このメカニズムを説明するには，いじめのメタファー（第1章-4-2，図1-2）や悪徳セールスマンのメタファー（第3章-3-2，図3-2）を用いた心理教育が役に立つでしょう。

5. 不道徳な強迫観念のメカニズムを図で理解する

強迫症がどのように維持・悪化されているのかを図にしながら，客観的に理解していきましょう。図4-1のように，強迫症状とはa. 不道徳／暴力的な雑念⇒b. 強迫を悪化させる思い込み⇒c. 強迫行為・回避⇒d. 強迫の悪循環というメカニズムで維持されてしまいます。強迫のメカニズムを図にすることで，「何が強迫を維持している要因なのか，そして，何を変えることが改善に繋がるのかを客観的に理解することができ，治療への道筋がみえてきます。この作業で最も大切なことは，「強迫行為をすれば一時的に安心できるが，一方で長期的にみると，強迫症状が維持されてしまう」という悪循環のメカニズムを理解することです。悪循環のメカニズムを理解するために，第1章4-2のメタファーを振り返ってみると良いでしょう。以下に，冒頭で説明したハマさん，アオキさん，ウエダさん達の強迫のメカニズムの図を示しました。自分と最も似ている図をみつけて，参考にしてみましょう。また自分自身の強迫症のメカニズムの図を作成するときは，最も頻繁に起こり生活に支障をきたしている強迫症状，あるいは，ここ最近に体験した強迫症状を1つだけ選び，それをテーマにして書くのが良いでしょう。

図4-1　暴力的な考えに囚われているハマさんのメカニズム

a．不道徳／暴力的な雑念
両親と一緒にいると「親に暴力を振るってしまう」というイメージが頭に浮かぶ

b．強迫を悪化させる思い込み
- 思考の過大評価（このような悪い考えが浮かぶのには，重大な理由がある）
- 過剰な責任感（このような考えが浮かぶのは，私の異常な性格のせいだ。悪い考えは打ち消してコントロールしなければならない）
- 思考と現実の混同（このようなことを考え続けていたら，自分を抑えきれなくなり，実際に行動に起こしてしまうかもしれない）

c．強迫行為・回避
- 悪い考えを打ち消そうとコントロールする
- 心のなかで謝罪する
- なるべく両親と同じ空間にいないようにする
- 刃物に近づかない／視界に入れない

d．強迫行為の悪循環
強迫行為をすれば，一時的に安心できる。
しかし，以下のようなデメリットがあり，長期的にみれば強迫症が維持されてしまう。
- 「強迫行為をしたから，最悪なトラブルを防ぐことができた」と思い込んでしまい，安全・安心を求める強迫行為が止められなくなる。
- 「強迫行為をしなくても，現実では，予想していた程の恐ろしいトラブルは起こらない」ことを体験できなくなる。そのため，強迫を悪化させる思い込みが維持されてしまう。

図4-2　不道徳な考えに囚われているアオキさんのメカニズム

a．不道徳／暴力的な雑念
電車に乗っていると「スリをしてしまうのでは」という考えが浮かぶ

b．強迫を悪化させる思い込み
- 思考の過大評価（このような考えをスルーしてはならない）
- 過剰な責任感（何もしないのは無責任だ，悪い考えは打ち消してコントロールしなければならない。このような考えが浮かぶのは，私の異常な性格のせいだ）
- 思考と現実の混同（このようなことを考え続けていたら，自分を抑えきれなくなり，実際にその行動をしてしまうかもしれない。悪いことを考えるのは，それを実際におこなうのと同じくらい，罪で許されないことだ）

c．強迫行為・回避
- 悪い考えを打ち消そうとコントロールする
- 満員電車に乗るのを避ける

d．強迫行為の悪循環
強迫行為をすれば，一時的に安心できる。
しかし，以下のようなデメリットがあり，長期的にみれば強迫症が維持されてしまう。
- 「強迫行為をしたから，最悪なトラブルを防ぐことができた」と思い込んでしまい，安全・安心を求める強迫行為が止められなくなる。
- 「強迫行為をしなくても，現実では，予想していた程の恐ろしいトラブルは起こらない」ことを体験できなくなる。そのため，強迫を悪化させる思い込みが維持されてしまう。

図4-3　自傷的な強迫観念に苦しむウエダさんのメカニズム

a．不道徳／暴力的な雑念
自分が車から飛び降りて自殺してしまうイメージが頭に浮かぶ

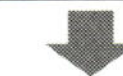

b．強迫を悪化させる思い込み
- 思考の過大評価（このような考えには重要な意味がある）
- 過剰な責任感（このような考えが浮かばないよう，自分の責任でコントロールしなければいけない）
- 思考と現実の混同（このようなことを考え続けていたら，自分を抑えきれなくなり，実際にその行動をしてしまうかもしれない）

c．強迫行為・回避
- 悪い考えを打ち消そうとコントロールする
- 車を運転するときに，スピードを出さないようにする
- 車のドアがちゃんとロックされていることを何度も確認する
- シートベルトなどに強く掴まる／しがみつく
- 車に一人で乗らない（家族に見守られながらでないと乗れない）

d．強迫行為の悪循環
強迫行為をすれば，一時的に安心できる。
しかし，以下のようなデメリットがあり，長期的にみれば強迫症が維持されてしまう。
- 「強迫行為をしたから，最悪なトラブルを防ぐことができた」と思い込んでしまい，安全・安心を求める強迫行為が止められなくなる。
- 「強迫行為をしなくても，現実では，予想していた程の恐ろしいトラブルは起こらない」ことを体験できなくなる。そのため，強迫を悪化させる思い込みが維持されてしまう。

6. 不道徳で暴力的な雑念とは戦わない

先述したように，自らの意思に反して不道徳な考え（雑念）が頭に侵入してくることは強迫症の人に特有なものではなく，一般的な健常者にもみられる現象です。したがって，その雑念を無理やり打ち消そうとせず，雑念とは戦わない（問題視しない）という対処法が大切であることを理解しましょう。

1 その考えに重要な意味／理由があるのか？

不道徳で暴力的な雑念が頭に侵入してきた時に，「その考えには重大な意味がある」と考えすぎてしまうと，その雑念は頭にまとわりついて消えない病的な強迫観念に発展してしまいます（第4章-3)。実際，多くの健常者は暴力的な考えを体験してはいますが，そのような考えに対して，特に重要な意味があるとは考えずにスルーしています。例えば，健常者でも，車の運転中に暴力的な考えが浮かんだりすることがあります（マナーが悪い車をみかけた時に，相手のドライバーに対して攻撃的で猟奇的な感情を抱く等)。しかし，健常者はこのような暴力的な考えが浮かんでも，「そんなことは取るに足らないことだ」とし，特に深く考えたり自分を責めたりせず，車から降りたらすぐに冷静に戻り，そのような考えが浮かんだことすら忘れています。対照的に，強迫症の当事者は，暴力的なことを考えてしまったことを深く反省したり，「人様のことを悪く思うだなんて，自分は不道徳な人間だ」と責めたりしてしまい，不道徳な考えをスルーできなくなります。

2 悪い考えが浮かぶのは自然なことだと許容してみる

人は常に良い考えばかりしているわけではありません。良いことばかり考えたいと思っても，テレビやインターネット等のメディアでは，毎日残酷なニュースや話題が流れています。そういった周囲からの影響によっても，悪い考えが浮かぶことはあります。

誰でも機嫌が良い日もあれば，悪い日もあります。寝不足や仕事のストレスによって，イライラしてしまう日があるのは自然なことです。悪い考えが浮かんでしまう理由を「自分の性格のせいだ」と考えすぎてしまうと，強迫の悪循環が強まってしまいます。今までとは違う見方をしてみて，多くの研究が実証しているように，「悪い考えが浮かぶのは誰にでもある。それは人であれば自然なことだ」という解釈をしてみましょう。認知行動療法は，不道徳で暴力的な雑念に対して，「おかしな考えが浮かぶのは誰にでもあることであり，人であれば自然なことだ」という解釈をしていき，不道徳／暴力的な雑念とは**戦わない（問題視しない）**という対処法を推奨します。このように，不道徳／暴力的な雑念が浮かぶことは，異常なことではなくノーマルな体験であることを当事者に伝えていくアプローチをノーマライジングといいます。強迫観念をノーマライジングしていくことで，「不道徳な雑念が浮かぶことは異常なことではないので，不快な雑念とは戦わない（問題視しない）」というスタンスをもってみましょう。

7. 悪い考えを打ち消そうとする対処は有効なのか？

1 不道徳な雑念を「考えまい」と打ち消そうとするとどうなるのか？

強迫症の当事者は，不道徳な考えが頭に侵入してきた時に「この考えを直ちに打ち消さなくてはならない」という責任を強く感じ，その雑念を打ち消そうとしてしまいます。しかし，「打ち消す」という対処法は，実際に上手くいくのでしょうか。まずは，次のような実験をしてみて，不快な思考を打ち消すことが有効なのかを検証してみましょう。

これから1分間，何が何でもシロクマのことを考えてはいけません。もし，シロクマのことを考えてしまったら，再びシロクマのことを考えないように全力で打ち消してください。それでは，スタート！

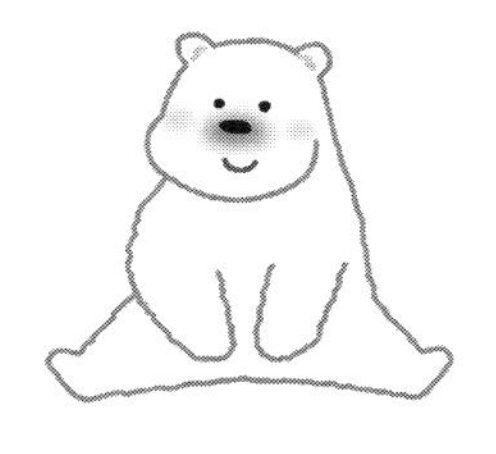

さて，「シロクマのことを全く考えない」なんてことができたでしょうか？　シロクマだけでなく，シロクマに関係する事柄（例：他の白い動物，北極の風景）を考えた人もいるでしょうか。あるいは「シロクマについて全く考えない」ということを考えてしまったでしょうか。いずれにせよ，それらはシロクマに関連することを考えていたということになります。

多くの研究は，特定の思考を打ち消そうと努力すればするほど，逆にその考えに囚われてしまうという結論を示しています（Purdon & Clark, 1994）。私達の思考は，簡単にコントロールできるものではありません。不快な強迫観念についても，「考えてはいけない」と打ち消したり，過度にコントロールしたりしてしまうと，逆にその思考に囚われてしまうのです。

2 「考えまい」と努力すればするほど憑かれるし，疲れる

心理学の見解からすれば，悪い考えが何度も浮かんできてしまうのは，当事者が真の悪人で，異常な人間だからではありません。悪い考えが頭から離れない本当の理由は，**悪い考えを恐れるがあまり，そのような考えを打ち消**

そうとコントロールしすぎているからです。考えまいと，努力すればするほど，不道徳な悪い考えに取り憑かれてしまいます。さらに考えまいと打ち消す努力をすればするほど，常に頭が疲れてしまい，つらくなってしまいます。すなわち，不道徳な雑念をコントロールしようと努力すればするほど，強迫観念に憑かれる上に，疲れてしまうのです。

③ 打ち消すのではなく，受け入れる

最初に，「受け入れる」という考え方を理解しやすくするために，あえて極端な例を挙げましょう。我々は自分自身の死や加齢に伴う力の衰え，思考力の低下，老化に対してほとんど為す術もありません。身体を鍛えたり，脳トレをしたりして脳の衰えを防ごうとする努力は，少しは有効でしょう。しかし，どんなに頑張っても，それによって老化の進行を完全に止めることはできません。それは受け入れるしかありません。認めたくはないですが，私達が自分の努力でできる範囲は限られています。そのことを受け入れつつ，私達は皆生活しています。逆に，変えることのできない現実を無理に変えようとして無理をしすぎてしまうと，その代償として健康な生活が奪われてしまうことがあります（例えば，老化に必死で逆らおうとして，整形手術を繰り返すと，心身に大きな悪影響をもたらしてしまうことがあります）。大地震などの自然災害にも同じことがいえるでしょう。もちろん，「防災訓練をする」「地震保険に入る」など，ある程度の対策を立てることはできるでしょう。しかし地震によるリスクを完全にゼロにすることはできません。それには限界があります。大地震が起きたら，ある程度のリスクは受け入れるしかありません。人間の影響力の及ぶ範囲は限られています。

上記の話と同様に，望まない感情や受け入れがたい考えが浮かんでしまうのも，人間では制御できないことの一つです。どんなに道徳的な人でも，残虐な考えが浮かんでしまうことはあります。どんなに愛する恋人がいても，別の人をみて「いいなあ」と思ってしまうことだってあります。あなたが「そのような考えが浮かんではならない」とどんなに考えても，思考は自由に，勝手気ままに浮かんできてしまうものです。このように，意に反した不快な考

えが浮かぶことは自然な現象です。それに抗おうとすると，かえって囚われてしまいます。不道徳な考えが浮かぶことに対して，自分を過剰に責めたりするのではなく，自然現象の一つとして受け入れていくことが大切です。ここでいう「受け入れる」とは，「当事者が不道徳で暴力的なことを意図的に考えている悪い人間である」と認めることではありません。「どんな人間でも，不道徳で暴力的な考えは浮かんでしまうものだ」という，誰にでも起きている現実を受け入れていきましょうという意味です。

不道徳な考えが浮かぶのは，誰にでもある心の自然現象として解釈してみましょう。そして，その考えを打ち消すような強迫行為をして戦うのではなく，戦わずに，ほうっておくことを試してみましょう。

【ワーク4-1】思考の打ち消しは本当に有効な対処法なのか？

不快な考えを「打ち消す」という対処法が有効なのかを実験・検証してみましょう。以下の4つの条件の実験をおこない，それぞれ「その思考についてどのくらい考えたか」「どのくらい疲れたか」を0～100点で評価しましょう。

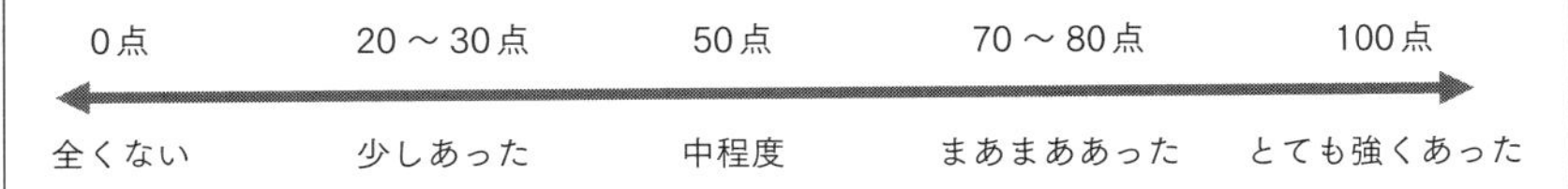

実験1　今から3分間，シロクマのことを絶対に考えないようにしてください。もしシロクマのことを考えたとしても，全力で打ち消してください。絶対に，絶対にシロクマのことだけは考えないでください。それでは，スタート！

- シロクマのことについて，どのくらい考えましたか？（　　　点）
- 3分間で，どのくらい頭が疲れましたか？　　　　　（　　　点）

実験2　今から3分間，何を考えても良いです。自由に考えてください。もちろん，シロクマのことを考えてもいいです。考えたことをそのままにして，打ち消さないように，楽にしてください。それでは，スタート！

- シロクマのことについて，どのくらい考えましたか？（　　　点）
- 3分間で，どのくらい頭が疲れましたか？（　　　点）

実験3　今から3分間，あなたが悩んでいる不快な雑念（例：他人を傷つけてしまう，家族が不幸な目に遭う）について，絶対に考えないようにしてください。もし，そのことを考えた場合は，全力で打ち消してください。絶対に，絶対に，不快な雑念のことだけは考えないでください。それでは，スタート！

- その不快な雑念について，どのくらい考えましたか？（　　　点）
- 3分間で，どのくらい頭が疲れましたか？（　　　点）

実験4　今から3分間，何を考えても良いです。自由に考えてください。不快な雑念について考えても構いません。考えたことをそのままにして，打ち消さないように，楽にしてください。それでは，スタート！

- その不快な雑念について，どのくらい考えましたか？（　　　点）
- 3分間で，どのくらい頭が疲れましたか？（　　　点）

実験から何が分かったか？

4つの実験を通して，「考えたくないものを打ち消す」という対処法が本当に有効だといえるでしょうか？　逆に，どのような対処法が有効そうでしょうか？　実験結果から分かったことについて，記入してみましょう（できれば自分一人ではなく，治療者と一緒にやってみましょう）。

8. 思考と現実は別次元

強迫症の当事者は，自分の頭に浮かんだ「悪い考え」が，現実の行動や物事に悪い影響を及ぼしてしまうという思い込みをしていることがあります。このような思い込みは，思考と現実の混同といいます。思考と現実の混同は，主に以下の3種類があります。

1）思考と事象の混同　悪いことを考えてしまうと，実際に悪い出来事が起きてしまう可能性が高まる気がすること。例えば，「家族が交通事故に遭う」という状況をイメージしてしまうと，実際に家族が交通事故に遭ってしまう可能性が高まってしまう気がする。

2）思考と行動の混同　悪いことを考えていると，次第に行動の制御ができなくなり，実際に悪いことを実行してしまう気がするという思い込み。例えば，「他人を階段から突き落としてしまう」という思考が浮かぶと，次第に自分を抑えきれなくなり，実際にそのような行動をやってしまうのではないかと心配すること。

3）道徳性に関する思考と現実の混同　不道徳なことを考えることは，実際に何も悪いことをしていなくても，悪いことを実行したのと同じくらい，不道徳であり罪があるという思い込み（実際には何もしていなくても“悪いことを考えただけで罪である”と考えること）。例えば，誰かに暴力を振るってしまうことを考えることは，現実には何もしていなくても，その考えをもつだけで非常に罪深いことであり許されないと感じること。

【ワーク4-2】考えただけで現実に何かを起こすことはできるのか？

考えただけで，現実に何らかのトラブルを起こすことは可能なのかを検証する実験をしてみましょう。時間制限を設け（1分以内，あるいは1日以内といったように実験内容に応じて調整する），「考えたことが，現実に本当に起こるのか」検証してみましょう。以下の出来事について考えたり，イメージしたり，念じたりするだけで，実際に起きてしまうのか検証してみましょう。

1）すぐ近くの電柱に雷が落ちる
2）部屋にある時計やエアコンなどが壊れる
3）目の前を走っている車が故障して煙が出る
4）家族がくしゃみをする
5）治療者のしゃっくりが止まらなくなる
6）店員が皿を割ってしまう
7）通行人に鳥のフンが落ちる
8）その他，あなたが実験してみたいこと

これらの実験の目的は，思考には，現実に何か影響を与えるような力がないということを体感することです。「こんな実験はバカげている。そんなこと起きるわけがない」と思うでしょう。その通りです。しかし，これは強迫観念に対しても同じことがいえます。どのような方法でもいいから，考えただけで，現実に何かを起こす，ということが，どんなに難しいことなのかを実体験してみることが大切です。「そんなことバカバカしい」と思いながらでもやってみましょう。

9. 考えていると，そのうち本当に実行してしまうのだろうか？

例えば，ほとんどの人はビルの屋上や展望台から外を眺めたとき，「ここから飛び降りたらどうなるのかな？」と，そこから飛び降りる自分をイメージしたことがあるでしょう。しかし，もし本当に，飛び降りることを考えただけで，実行してしまうのであれば，世界人口は今どうなっているでしょうか。「考えただけでも恐ろしい」と感じるような行為を実行することは，とても難しいことです。

窃盗などの犯罪についても同じです。多くの人が「自分が窃盗をして大儲けする」というイメージや思考が浮かんだことがあるでしょうが，実際に盗みを実行したりする人はほとんどいません。例えば，ホラー小説やミステリー小説の作者は，とても想像力が豊かで，残忍な殺人や完全犯罪について毎日考えていたり，具体的に想像したりしているでしょう。しかし，ミステリー小説の作者たちは，皆が殺人犯なのでしょうか？

心から「やりたい」と思っていることですら，人はなかなか実行することができないことだってあります。例えば，どんなに「好きだ」と告白したい相手がいても，実際にはなかなか声に出せないものです。いざいおうと思っても，「やっぱり怖いから止めよう」と考え，結局いえないままで終わってしまうというエピソードはよくあります。他にも，嫌いな上司に向かって「うるせえ！　好き勝手いいやがって！」と文句をいう場面を想像するのもよくあることです。しかし，現実は何もいえないままで終わってしまうことがほとんどではないでしょうか。喧嘩している家族に対して「消えてしまえ！」と思うこともあるでしょう。「こんなことを考えてしまった自分は頭がおかしいのではないか？」「いつかニュースになる事件を起こしてしまうのでは？」と心配してしまうかもしれません。しかし，それは頭のなかの空想だけで終わってしまうことがほとんどではないでしょうか（ちなみに，頭のなかで嫌いな人のことを攻撃したり，復讐を計画したりすることは，健康な人でもよくやっているストレス発散法です）。

【ワーク4-3】考えたことを簡単に実行できるだろうか？

今までの人生のなかで，心から実行したいと強く考えたけれども，結局何もできずに終わってしまったという経験を思い出してみましょう（例：好きな人に声をかけたいと思ったけれど，結局できなかった。理不尽な要求をしてくる上司に反論したかったけれど，結局，その時に何もいえなかった。接客態度の悪い店員に文句をいいたかったが，何もいえなかった）。

1 どんなに恐ろしい内容でも，その思考には何の力もない

思考は我々の相棒ともいえる存在です。しかし，我々の相棒は，常に優しい言葉をかけてくれるとは限りません。不道徳で暴力的な雑念が不意に頭に浮かぶことがあります。このような強迫観念のような雑念は「かかし」のようなものだと考えてみましょう。それ自体に命はなく，何の力もない，ただ人を脅かすだけの存在です。不道徳で暴力的な雑念は，現実の出来事や行動に何ら影響をもたらすことができない力の弱い存在であることを体験する実験をしてみましょう。

【ワーク4-4】考えることで本当に行動してしまうのか？

暴力的なことを考え続けることによって，自分が何らかの行動を実行してしまうのか実験してみましょう。時間制限を設け，例えば1分以内に，「考えたことを本当に実行してしまうのか」検証します。例えば，以下のことを頭のなかで繰り返し考えることで，実際にその行動をしてしまうのか検証しましょう。

1）私は今から1分以内に，治療者のシャツに落書きをしてしまう
2）私は今から1分以内に，近くにいる他人に突然声をかけはじめてしまう
3）私は今から1分以内に，他人に向かって卑猥な言葉を口走ってしまう
4）私は今から1分以内に，道にゴミをポイ捨てしてしまう
5）私は今から1分以内に，他人の持ち物を奪って，ポケットに入れてしまう
6）私は今から1分以内に，他人の髪の毛を撫でてしまう
7）私は今から1分以内に，他人にデコピンしてしまう
8）その他，実験してみたい考えを試してみましょう

10. 悪いことを考えるだけでも罪なのか？

1 悪いことを考えることと，悪いことを実行してしまうことは同罪なのか？

悪いことを**実行すること**と，悪いことを**考えること**には，どのような違いがあるのかを検討してみましょう（表4-2）。こんな場面を想像してみてください。例えば「他人を残虐な方法で傷つけてしまうことを考えた」という人の裁判がおこなわれていたとします。あなたはその裁判の陪審員で，有罪か無罪かを判断する責任があります。あなたは，「他人を傷つける考えが浮かんだ」というだけの人に対して，有罪であると判断するでしょうか？　もし有罪ではなく，無罪であるのなら，その理由は何でしょうか？

私達は，生活していく上でさまざまなルールを守らなくてはならない責任や義務があります。公衆の面前で裸になってはいけないし，人に暴力を振るってもいけません。悪いことを**実行しないことは**大切なことですし，多くの人は，悪い行いをしないように自らを制御しながら生活できています。しかし，これらの悪い行いについて**考えてしまう**ということだけなら，どうでしょうか。不道徳で暴力的な行為を想像したり，考えたりすることは許されない罪なのでしょうか？　そして，それはコントロールできるものなのでしょうか？（第4章-8を参照しましょう）

表4-2　悪い行為を実行することと，その考えが浮かんでしまうことの違い

	悪い考えが 浮かんでしまうこと	悪い行為を 実行してしまうこと
どれくらいの人が，それを経験するのか？	ほとんどの人がある	少数
本人の努力で制御できるのか？	制御できない。むしろ“やってはいけない”と考えれば考えるほど，浮かんでしまう	制御できる

【ワーク4-5】思考と行為の違いとは何なのか？

表4-2を参考にして，「悪いことを考えてしまうことは，許されない罪なのか？」ということについて，客観的に考えてみましょう。信頼できる他人（治療者，家族，友人）と一緒に話し合ってみるのも良いでしょう。

11. 責任のダブルスタンダードを見直してみる

1「自分に厳しく他人に寛容」という偏った考え方になっていないか？

ダブルスタンダードとは，矛盾する2つの基準をもっているという意味です。例えば，他人は人の悪口をいっても良いが，自分は決して他人の悪口をいってはならない。他人はミスをしても許されるが，自分は絶対にミスをしてはならない。このように他人と自分で矛盾する基準をもつことです。強迫症の当事者は（多くは知らず知らずのうちに）ダブルスタンダードに基づいて物事を判断してしまうことがあります。典型的に，当事者は，他者に対しては寛容である一方で，自分に対しては厳格な基準をもってしまうことがあります。自分の考え方がダブルスタンダード（不公平な基準）になっていないか検討してみましょう。例えば，次のような出来事について考えてみてください。

- 家族に不幸が起きることを想像してしまった
- 人に暴力を振るうことをイメージしてしまった
- 恋人がいるのに，他の人をみて「いいな」と思った
- 刃物で人を傷つけてしまったらどうなるだろうと考えた
- 不道徳な性的思考が頭に浮かんでしまった

上記のようなことが自分に起きた場合，自分自身をどのくらい非難するでしょうか？　また，これまでの人生において，上記のような体験をした時に，強く自分を責めたという実体験があれば思い出してください。

次に，家族や友人に上記のようなことが起きたら，どうでしょうか。そのことについて，その家族や友人に何というでしょうか？「お前は危険な犯罪者予備軍だ。もう二度とそんなことを考えるな！」と非難するでしょうか？おそらく，その友人や家族に「悪いことを考えてしまうのは誰にでもあるし仕方がない。実際に何もしていないのであれば罪ではないし，深く気にする必要はないよ」と説得し，寛容な態度をとるのではないでしょうか。

② 自分に対してより寛容な態度（より公平な態度）をしてみよう

自分に厳しく他人に寛容なダブルスタンダードがあると，強迫が維持されてしまいます。一方で，他人の場合と同じように，自分に対しても寛容な態度がとれれば，強迫の悪循環から抜け出しやすくなるでしょう。自分にだけ厳しい不公平な基準を見直し，より公平な解釈ができるようなワークをしてみましょう。

【ワーク4-6】より公平な態度を自分にしてみよう

以下の質問について検討してみることで，ダブルスタンダードの見方を見直していきましょう。以下のａ～ｃの問いに対して，自分の回答を書き込み，より合理的で公平な見方を検討してみましょう。

ａ．不道徳な考えや暴力的な考えが浮かんでしまった時，あなたは，そのようなことを考えた自分のことをどう思いましたか？　どのくらい自分のことを責めたでしょうか？

b．仮に家族や友人などの他人にも，同じように，不道徳な考えや暴力的な考えが浮かんでいたとしたら，あなたは彼らに対してどう思うでしょうか？　どのくらい彼らのことを責めるでしょうか？

c．上記の回答から「自分の場合は許されないが，他人の場合は仕方がない」といったように，ダブルスタンダードな見方になっていないでしょうか？

d．他人の時と同じくらい公平な目線になってみて，もう一度，「悪い考えは打ち消さなければいけないのか？　不道徳なことを考えてしまうのは罪なのか？」ということについて考え直してみましょう。ダブルスタンダードによって苦しんでいる自分に対して，合理的で公平な基準や考え方を提案してみましょう。

12. 仮説Aと仮説Bの比較（何が本当の困りごとなのか）

1 不道徳な悪人と，心配性な人の違い

強迫観念を主訴とする当事者は，不道徳な考えが繰り返し頭に浮かぶので，「自分は凶悪な人間なのではないか」「いつか本当に人様に迷惑をかけて，罪を犯してしまうかもしれない」と心配してしまうことがあります。しかし，本当に強迫症の当事者は誰かに危害を与える可能性が高い悪人なのでしょうか。実際は「自分は悪い人間だったらどうしよう」と考えすぎている**心配性な人間**なのではないでしょうか？

2 心配性な人が，悪人になれるのか？

例えば，想像してみてください。歴史的に悪名高い独裁者や暴君達が「国民を苦しめてしまったらどうしよう。私は他国に迷惑をかけてしまうのではないかな……」と心配して悩むことがあるでしょうか？（そう考えているフリはするかもしれませんが)。もちろん，彼らはそんなことをほとんど考えていないでしょうし，悩むこともないでしょう。同じように，例えば，本当に不道徳で暴力的な根っからの悪人や常習犯が「不道徳で暴力的な行為をして，他人を傷つけたりしたらどうしよう」といつも心配するでしょうか？　根っからの悪人がそんなことを心配するというのは変な話ですし，矛盾しているでしょう。

では逆に，「悪いことをして他人を傷つけたりしたらどうしよう」と強く心配している人は，一体どのような人達なのでしょうか。おそらく「他人を傷つけるなんて絶対にしてはいけない！」と強く意識しすぎている根っからの真面目な人だからこそ，自分が不道徳な行為をしないかを心配したり，不道徳な考えが浮かぶのを恐れたりするのではないのでしょうか。つまり「不道徳で暴力的な行為をしてしまい，他人を傷つけたりしたらどうしよう」という心配をしている当事者は，実際にそのような行動をすることができない道徳的で真面目すぎる人間であり，むしろ，人を傷つける才能が全くない人だ

といえるのではないでしょうか。

[3] 自分に起きている本当の困りごと（問題）を客観的に理解する

仮説Ａと仮説Ｂの比較は，当事者を苦しめている「本当の困りごと」を客観的に理解していく方法です。当事者に起きている本当の困りごとは，「不道徳で暴力的な悪い人間なのでは」と心配しすぎてしまう悪循環に陥っていることです。この事実を明確にすることが仮説Ａと仮説Ｂの比較の目的です。不道徳な強迫観念を主訴とする当事者の仮説Ａと仮説Ｂの困りごとは，主に表4-3のようになります。

表4-3　仮説Ａと仮説Ｂの比較

どちらが私に起きている本当の困りごと？	
仮説Ａの困りごと：	仮説Ｂの困りごと：
私は，**実際に**，不道徳で暴力的な悪い人間なので困っている。	私は「自分が不道徳で暴力的な悪い人間なのでは」と**心配しすぎている**ので困っている。 心配のあまり，不道徳で暴力的な思考を必死で打ち消そうとしているから，余計に不道徳な考えが浮かんでしまう**悪循環に陥っている**ので困っている。

上表のように2つの仮説を比べてみて，「どちらが当事者に起きている困りごとなのか」を検討します。多くの当事者は自らの体験を振り返れば，自分に起きている困りごとは仮説Ｂ（心配しすぎてしまい，悪循環に陥っていること）だと理解できるでしょう。以下に仮説Ａと仮説Ｂの具体例を示します。

1）暴力的な考えに囚われているハマさんの仮説Ａと仮説Ｂ　ハマさんは，自宅で両親と一緒に過ごしていると，両親に暴力を振るってしまうイメージが頭に浮かんでしまいます。このようなイメージが浮かぶと，「自分はなんて不道徳な人間だ。いつか本当にやってしまうかもしれない」と不安になり，このような考えを打ち消したり，心のなかで謝罪をする強迫行為をしたり，なるべく両親と同じ部屋にいないように回避したりしています。

表4-4　ハマさんの仮説Aと仮説Bの比較	
どちらが私に起きている本当の困りごと？	
仮説Aの困りごと：	仮説Bの困りごと：
私は，**実際に**，両親に暴力を振るってしまう危険な人間なので困っている。	私は「両親に暴力を振るってしまう危険な人間なのではないか」と**心配しすぎている**ので困っている。 心配のあまり，「両親に暴力を振るう」という考えを打ち消す強迫行為をしているため，むしろ余計に悪い考えが浮かんでしまう**悪循環に陥っている**ので困っている。

2）不道徳な思考に囚われているアオキさん　アオキさんは電車に乗っていると，「自分がスリや痴漢をしてしまうのでは」という考えが頭に侵入してきます。本心では全く望んでいないにもかかわらず「手が勝手に動いたら…」という考えが頭から離れません。「こんなことを考える自分はきっと異常者だ。いつか本当に犯罪をしてしまうのではないか」と心配になり，その思考を打ち消す強迫行為をしたり，電車通勤を避けたりしています。

表4-5　アオキさんの仮説Aと仮説Bの比較	
どちらが私に起きている本当の困りごと？	
仮説Aの困りごと：	仮説Bの困りごと：
私は，**実際に**，スリや痴漢をしてしまう不道徳な人間なので困っている。	私は「スリや痴漢をしてしまう不道徳な人間なのでは」と**心配しすぎている**ので困っている。 心配のあまり，その思考を打ち消す強迫行為をしているため，むしろ余計に悪い考えが浮かんでしまう**悪循環に陥っている**ので困っている。

3）自傷に関する強迫観念に苦しんでいるウエダさん　ウエダさんは，車に乗っている時に，車のドアを自ら開けて道路に転がり落ちてしまうイメージが頭に浮かぶ強迫観念に苦しんでいます。そのため車に乗ることを避けています。どうしても車に乗らなければならない時は，車のドアがちゃんとロックされていることを何度も確認したり，シートベルトに強く掴まり身体を固定させたり，スピードを出さないようにしたりする等の強迫行為をしています。

表4-6　ウエダさんの仮説Aと仮説Bの比較	
どちらが私に起きている本当の困りごと？	
仮説Aの困りごと：	仮説Bの困りごと：
私は，車から飛び降りるイメージが浮かぶと，**実際に**飛び降りてしまう危険な人間なので困っている。	私は，「車から飛び降りるイメージが頭に浮かぶと，実際に飛び降りてしまうのでは」と，**心配しすぎている**ので困っている。 心配のあまり，そのようなイメージを打ち消す強迫行為をしているため，むしろ余計に悪いイメージが浮かんでしまう**悪循環に陥っている**ので困っている。

【ワーク4-7】仮説Aと仮説Bの比較

具体例を参考にし，自分の症状についての仮説Aと仮説Bを作成してみましょう。

どちらが私に起きている本当の困りごと？	
仮説Aの困りごと：	仮説Bの困りごと：

13. 仮説Bの根拠と解決策について話し合う（仮説Aと仮説Bの比較の続き）

1 自分の困りごとは仮説Bだという根拠を話し合う

強迫症の当事者に起こっている本当の困りごとは仮説Bである（心配しすぎて悪循環に陥っている）という確信をさらに深めるために，次は，「自分の困りごとが仮説Bである」という根拠について検討してみましょう。例えば，以下のような事柄について検討してみてください。

- 自分の本当の困りごとが，仮説Bであると思える理由や根拠は何でしょうか？　過去の経験を思い出しながら，その根拠について考えてみてください。
- 自分の困りごとは，仮説Aではないと思える理由や根拠は何でしょうか？

上記について検討し，当事者の困りごとが仮説B（心配しすぎて悪循環に陥っていること）であるという根拠を，できるだけたくさん探していきましょう。当事者の困りごとが仮説Bであるという根拠の例としては，以下のようなものがあるでしょう。

- 不道徳なことを考えたことは何度もあるが，今まで具体的な行動をしてしまったことはない。
- 仮に私が本当に不道徳で異常な性格の人間だったとしたら，不道徳な考えや，暴力的な考えが浮かんでしまったことに対して，こんなに深く悩まないはずだ。

② 仮説Bの解決策を話し合う（ここが重要）

不道徳な強迫観念に悩む当事者の困りごとが，仮説B（心配しすぎていて，悪循環に陥っているという困りごと）であるのなら，悪い考えを打ち消すような強迫行為や回避による対処法は，その困りごとを解決する手段として有効なのでしょうか。むしろ，強迫行為による対処法を続けることで，仮説Bに基づく困りごとが悪化してしまい，問題が長引いてしまうのではないでしょうか。つまり，強迫のメカニズムの図（図4-1～図4-3）で説明した通りの結果になるということです。

【ワーク4-8】仮説Bに対する解決策は何か？

仮説Bの困りごと（心配しすぎて，悪循環に陥っているという困りごと）を解決する方法として，正しいのはどちらでしょうか？　客観的に検討してみましょう。

- **強迫行為や回避を続ける**　不道徳な考えをそのままにしておくのは罪であり，ほうっておくと，実際に悪い行動をしてしまうので，できるだけそれらの考えを打ち消す強迫行為や回避をすることが解決策になる。
- **強迫行為や回避を止める**　不道徳な考えを打ち消すための強迫行為や回避をすると，余計にその考えが浮かんでしまう悪循環に陥ってしまうので，不道徳な雑念が浮かんだとしても強迫行為や回避をしないことが解決策になる。

解決策について検討した結果，「強迫行為を止める」を選択したのであれば，ワーク4-9に取り組み，その後に行動実験をやってみましょう（第4章-14)。「強迫行為を続ける」を選んだ場合は，実際にその解決策で本当に自分の問題（強迫症）が改善されるのかを，仮説Aと仮説Bの比較や強迫行為の悪循環の図（図4-1～図4-3）を振り返りながら再検討してみましょう。

【ワーク4-9】仮説Aと仮説Bを比較して，本当の困りごとに対する適切な対処法を考えよう

ワーク4-7で作成した仮説Aと仮説Bを踏まえ，以下の例のように自分の本当の困りごとに対する適切な対処法を考えてみましょう。

例）ハマさんの仮説Aと仮説Bの表

どちらが私に起きている本当の困りごと？	
仮説Aの困りごと：	仮説Bの困りごと：
私は，**実際に**，両親に暴力を振るってしまう危険な人間なので困っている。	私は「両親に暴力を振るってしまう危険な人間なのではないか」と**心配しすぎている**ので困っている。 心配のあまり，「両親に暴力を振るう」という考えを打ち消す強迫行為をしているから，むしろ余計に悪い考えが浮かんでしまう**悪循環に陥っていて**困っている。

上記を選択した根拠は何だろうか？（仮説Bを選択したのであれば，なぜ仮説Bが自分の困りごとだといえるのか，あるいは，自分の困りごとが仮説Aではないという根拠は何かを書いてみる）

- そのようなことを何度も考えたことはあるが，実際に今まで一度も，両親に暴力を振るったことはない。何なら，そのようなことを考えただけで恐ろしいと感じてしまう心配性な人間だ。暴力を振るうなんて，到底できないだろう。

自分の本当の困りごとに対する適切な対処法

- 「両親に暴力を振るう」という考えを打ち消す強迫行為（心のなかで謝罪をすること）を止めてみて，強迫行為をしなくても実際には何も恐ろしいことは起こらないということを体験することが解決策になる。

どちらが私に起きている本当の困りごと？	
仮説Ａの困りごと：	仮説Ｂの困りごと：
上記を選択した根拠は何だろうか？（仮説Ｂを選択したのであれば，なぜ仮説Ｂが自分の困りごとだといえるのか，あるいは，自分の困りごとが仮説Ａではないという根拠は何かを書いてみる）	
自分の本当の困りごとに対する適切な対処法	

14. 不道徳な強迫観念に対する行動実験（現実では何が起こるのか）

行動実験は，「強迫行為を止めてみると，現実では何が起こるのか」を実験して，検証することで，強迫症の治療をおこなう手法です。行動実験によって，最終的に，強迫行為を止めてみることで，「予想していたような恐ろしいことは起こらない」という事実を，実体験を通して学習していきます。行動実験の意義について，より理解してもらうために，行動実験のメタファー（第1章-14-1，第3章-11-1）を一読しておくと良いでしょう。

1 行動実験の組み立て方

行動実験では，表4-7のような表を使い，実験計画を考え，実験の結果を記録し，実験結果から得られた考え方を記録していきます。行動実験をおこなうことで，最終的に，「強迫行為や回避をしなくても実際には何も恐ろしいことが起こらないのが現実である」ということを体験してもらいます。以下に具体例を説明します。

1）ハマさんの行動実験（a）　ハマさんは，両親と同じ部屋にいると，「両親に暴力を振るってしまう」というイメージが頭に浮かんでしまい，その強迫観念に苦しんでいました。このような不快なイメージが浮かぶと，「自分はなんて異常な人間なんだ。いつか本当に両親を襲ってしまい，犯罪者になってしまう」と心配になり，このようなイメージを必死で打ち消したり，心のなかで相手に謝罪をしたり，できるだけ両親と同じ空間にいないように回避していました。表4-7はハマさんの行動実験（a）の記録です。

表4-7　ハマさんの行動実験（a）の計画と記録	
ターゲットにしたい強迫行為や回避 （どのような強迫行為に苦しんでいるのか）	「両親に暴力を振るってしまう」というイメージを打ち消したり，心のなかで謝罪したりする強迫行為をしている。また，両親となるべく同じ部屋にいないように回避している。
実験内容 （具体的に，どのような強迫行為を止めてみる実験をするのか）	両親と同じ部屋にいるときに，「両親にデコピンしてしまう」という場面をイメージしてみる。さらに，その考えを打ち消したり，心のなかで謝罪したりするといった強迫行為をしないようにする。
強迫観念に基づく予想 （強迫行為を止めた場合，最悪，どのようなトラブルが起こると予想しているのか？）	私は行動を制御できなくなり，両親にデコピンをしてしまうかもしれない。
結果 （現実では何が起こったのか？）	特に何も起こらなかった。
考察 （実験から何が学べたか）	強迫行為や回避をしなくても，実際に何も起こらないということが分かった。次からはレベルを上げてみて，両親にチョップをしてしまう場面をイメージして実験してみようと思う。

2）ハマさんの行動実験（b）　ハマさんは，刃物をみると「刃物で誰かを傷つけてしまうのでは」という暴力的なイメージが頭に浮かんでしまいます。このようなイメージが浮かぶと，「私は恐ろしい人間だ。いつか自分を抑えられなくなって，本当にやってしまうかもしれない」と不安になり，この考えを打ち消そうと必死になり，できるだけ刃物に近づかないよう避けながら生活しています。以下は，ハマさんの行動実験（b）の記録です。

表4-8　ハマさんの行動実験（b）の計画と記録	
ターゲットにしたい強迫行為や回避 （どのような強迫行為に苦しんでいるのか）	「刃物で誰かを傷つけてしまうのでは」という暴力的なイメージが頭に浮かぶと，この考えを必死に打ち消してしまう。
実験内容 （具体的に，どのような強迫行為を止めてみる実験をするのか）	治療者と一緒にハサミを使って工作をしてみる。暴力的な雑念が浮かんだとしても，それを打ち消す強迫行為をしないで実験してみる。
強迫観念に基づく予想 （強迫行為を止めた場合，最悪，どのようなトラブルが起こると予想しているのか？）	自分を抑えきれなくなり，最悪，ハサミで治療者を傷つけてしまう。
結果 （現実では何が起こったのか？）	途中で「治療者をハサミで傷つけてしまう」というイメージが頭に浮かんだが，結局その思考を打ち消さなくても，何も恐ろしいことは起こらなかった。
考察 （実験から何が学べたか）	他人を傷つけることを考えても，実際にそれを実行してしまうわけではないことが体験できた。さらに難易度を上げた実験として，カッターを使った工作にもチャレンジしてみようと思う。

3）スリをしてしまうのではないかと心配しているアオキさんの行動実験　アオキさんは電車に乗っていると，「自分がスリをしてしまうのでは」という強迫観念が浮かび，それに苦しんでいます。「こんな自分はきっと危険な人間だ。いつか本当にスリをしてしまうのではないか」ととても心配するようになり，電車通勤を諦めてしまいました。どうしても電車に乗らなくてはならない時は，他人のそばに近寄らないようにし，できるだけ，スリのことを考えないよう必死で打ち消しながら，電車に乗っています。表4-9は，アオキさんの行動実験の記録です。

表4-9　アオキさんの行動実験の計画と記録	
ターゲットにしたい強迫行為や回避 （どのような強迫行為に苦しんでいるのか）	電車で他人に近寄らないようにし，腕組みをして手を強く固定するように努力している。また，スリをしてしまうイメージが頭に浮かんだら，別のことを考えて，すぐに打ち消そうとしている。
実験内容 （具体的に，どのような強迫行為を止めてみる実験をするのか）	電車で，他人のカバンに手がギリギリ届くくらいの位置に立ってみて，手を強く固定するのではなく，できるだけ力を抜いてみる。 「スリをしてしまう」という思考が侵入してきても，無理やり打ち消すのではなく，考えていたら本当に手が勝手に動きだして，相手のカバンのほうに向かっていくのかを検証してみる。
強迫観念に基づく予想 （強迫行為を止めた場合，最悪，どのようなトラブルが起こると予想しているのか？）	自分を抑えきれなくなり，段々と手が他人のカバンのほうに近づいていってしまい，最悪相手のサイフを奪ってしまう。
結果 （現実では何が起こったのか？）	自分の手が相手のカバンのほうに向かってしまうことはなかった。
考察 （実験から何が学べたか）	不道徳なイメージが浮かんだとしても，そのせいで実際に行動してしまうことはないと体験できた。今度は満員電車でも，同じような実験をしてみよう。

4）自分を傷つけるイメージが浮かんでしまうウエダさんの行動実験　ウエダさんは，「自分で自分を傷つけてしまうのではないか」という強迫観念に苦しんでいます。例えば，高いところ（階段や橋）から自ら飛び降りてしまうイメージが頭に浮かんできてしまいます。このようなことを考えている自分は，いつか本当にそれをやってしまうのではないかと恐れ，高い場所を極端に避けていました。

表4-10　ウエダさんの行動実験の計画と記録	
ターゲットにしたい強迫行為や回避 （どのような強迫行為に苦しんでいるのか）	高いところ（階段や橋）から自ら飛び降りてしまうイメージを考えないように打ち消したり，高い場所を極端に避けたりしている。
実験内容 （具体的に，どのような強迫行為を止めてみる実験をするのか）	階段の5段目に10分ほど立って，自分が階段から飛び降りて大ケガをする場面をイメージしてみる。
強迫観念に基づく予想 （強迫行為を止めた場合，最悪，どのようなトラブルが起こると予想しているのか？）	自分を抑えきれなくなり，私は階段から飛び降りてしまうだろう。
結果 （現実では何が起こったのか？）	特に何も起こらなかった。
考察 （実験から何が学べたか）	どんなに考えても，身体が動き始めてしまうことはないと体験できた。さらなる実験として，今度は階段の8段目に立って，自分が階段から飛び降りて大ケガする場面をイメージしてみる。

15. 強迫行為を先延ばしにする行動実験

強迫行為をするタイミングを遅延させる「強迫行為の先延ばし」を実験することで「強迫行為をするタイミングを決めるのは自分自身である」という経験をしてみましょう。また，強迫的な衝動は一時的なものであり，時間を置くことでその衝動が自然と小さくなるという体験をしてみましょう。

1 強迫行為をおこなうタイミングを自分の意志で先延ばししてみる

多くの当事者は，最悪なトラブルを回避したいという思いから，安全・安心のための強迫行為をしてしまいます。しかし，これまでも説明してきたように，強迫行為をすれば一時的に安心することができますが，デメリットとして悪循環に陥り，強迫症が維持されてしまいます。そこで，強迫観念による衝動に従って，「すぐさま」強迫行為をするのではなく，一定時間が経過した後に強迫行為をおこなうようにしてみる「強迫行為の先延ばし」を試してみましょう。例えば，衝動的に強迫行為をしてしまうのではなく，15分後（あるいは30分後）に先延ばしするようにしましょう。この練習の目標は次の2つです。

1）自分の行動を決定するのは強迫観念ではなく，自分自身　当事者が強迫行為をするタイミングを意識的に先延ばしすることを経験することで，「自分の意志で強迫行為をするタイミングを決める」という経験をします。強迫観念は，あなたの上司でもなく，師匠でもありません。強迫観念の命令に従って，いわれるがまま（すぐさま）強迫行為をするのではなく，**自分のタイミングで**強迫行為をすることで，「自分の行動を決めるのは，自分自身である」ことを体験しましょう。逆に強迫観念の命令に従って行動してしまうと，強迫観念が自分の行動を支配する上司で，自分は強迫観念に服従する部下という関係になってしまいます。この実験を通して，自分の行動を支配するのは，強迫観念ではなく，自分自身であることを思い出しましょう。

2）時間が経過することで強迫的な衝動は小さくなり，消えてしまうこともある　多くの場合，先延ばしにされた強迫行為は忘れられてしまいます。なぜなら，「強迫行為をしなければ」という強い衝動は一時的なものであり，時間を置くことでその衝動が自然と小さくなることがあるからです（第1章-15-①-2）の焼肉の例を参考にしてください）。先延ばしにすることで，「強迫行為をしなければ」という衝動がほとんど消えたのであれば，そのまま強迫行為をしないようにしてみても良いでしょう。つまり強迫観念には消費期限のようなものがあり，一定時間経過すると自然と消滅することがあります。

② 先延ばし行動実験を記録しよう

ハマさんは，不道徳な強迫観念が頭に浮かぶと，強い罪悪感と不安が生じ，心のなかで「ごめんなさい」と謝罪することで，罪悪感を中和する強迫行為が止められません。ハマさんは，このような強迫行為を，不道徳な強迫観念が浮かんだすぐ後におこなっていました。

そこでハマさんは，以下のような行動実験を計画して，心のなかで「ごめんなさい」と5回念じて謝罪をするという強迫行為を先延ばしにしてみると，現実では何が起こるのかを検討してみることにしました。

表4-11　ハマさんの先延ばしの行動実験の記録	
ターゲットにしたい強迫行為や回避 （どのような強迫行為に苦しんでいるのか）	不道徳な強迫観念を中和するために，心のなかで5回念じて謝罪をするという強迫行為をしてしまう。
実験内容 （具体的に，どのような強迫行為を止めてみる実験をするのか）	強迫観念が浮かんだ直後に心のなかで謝罪をするのではなく，30分経過した後に謝罪をするという先延ばしをしてみる。30分先延ばしをしている間はスマホで動画でもみている。
強迫観念に基づく予想 （強迫行為を止めた場合，最悪，どのようなトラブルが起こると予想しているのか？）	謝罪するのを先延ばしにしてしまうと，どんどんつらくなり，耐えきれなくなって，何もできなくなってしまう。

結果 （現実では何が起こったのか？）	30分経過したら，強迫観念のことを忘れていて，スマホでゲームをしていた。「謝罪しなければ」という衝動も罪悪感も消えていたので，そのまま謝罪せずにいた。
考察 （実験から何が学べたか）	最初は謝罪したかったが，少し時間をおいたら，数分でその衝動は消えていた。そのことを思い出すこともあったが，強い衝動は起こらなかった。強迫観念は，時間が過ぎれば，自然と消えていくことが分かった。

【ワーク4-10】行動実験をしてみよう

具体例を参考にし，行動実験をしてみましょう。

ターゲットにしたい強迫行為や回避 （どのような強迫行為に苦しんでいるのか）	
実験内容 （具体的に，どのような強迫行為を止めてみる実験をするのか）	
強迫観念に基づく予想 （強迫行為を止めた場合，最悪，どのようなトラブルが起こると予想しているのか？）	
結果 （現実では何が起こったのか？）	
考察 （実験から何が学べたか）	

16. 強迫観念に対する曝露反応妨害法

曝露反応妨害法は強迫症の治療に最も使用される方法です。不安を感じる状況にあえてチャレンジをし，今までしてきた強迫行為を段階的に止めて，最終的に不安に慣れていくことを目指す方法です。行動実験との共通点も多いですが，曝露反応妨害法では「段階的に不安に慣れる」ことに焦点を置いています。曝露とは，強い不安や強迫観念が起こる状況にあえて自ら接触する（曝露する）ことです。そして反応妨害とは，不安が起きたとしても，強迫行為をせずに，不安が自然に軽減するまで待つという方法です。この曝露と反応妨害を同時におこなうのが曝露反応妨害法です。**不安に慣れるメカニズムについては第１章-17-②を参照してください（必ず目を通してください）。**

① 強迫的な儀式が止められなくなるメカニズム

曝露反応妨害法をおこなう前に，強迫行為が止められなくなるメカニズムをおさらいしましょう。例えば，「悪い考えを打ち消さないと，恐ろしいことが起こるのではないか」といった強迫観念が浮かぶと，強い不安と同時に，強迫行為や回避が起こります。そこで強迫行為や回避をすることができれば，「強迫行為や回避をしたから，何も起こらずに済んだのだ」という気持ちになり，安心することでしょう。一方で「強迫行為や回避は，トラブルを避けるための対処法になる」という思いが強くなってしまい，結果として，強迫行為や回避をするのが止められなくなる悪循環に陥ります。

② はしごを一段ずつのぼるように，できそうなことから１歩ずつチャレンジ

曝露反応妨害法をおこなう場合は，少しずつ段階的に不安のレベルを高めていくことが大切です。そのために，不安の強さのレベルをステップにした表を作成できると分かりやすいでしょう。この表を**不安階層表**といいます。

不安階層表は，例えるのなら，自分自身の恐怖の「はしご」を作るような

ものです。「頑張ればできるだろう」と思えるくらいの簡単なレベルから始め，一段のぼることができたら，それができた自分を称賛し，次のステップへ進んでいきます。こうしてワンステップずつゴールを目指します。最初は，治療者や家族に手伝ってもらいながらでも構いません。はじめは怖いと思うでしょうが，恐怖のはしごをのぼるたびに，達成感と自信が高まっていくことを体験してみてください！　初めてチャレンジする時は，結構な苦痛を感じると思いますが，同じ課題を少なくとも1週間（できるだけ毎日）続ければ，だんだんと慣れていけるでしょう。

1）ハマさんの不安階層表の例　ハマさんは，刃物や尖ったものをみると，「刃物で誰かを傷つけてしまうのでは」という考えが浮かび苦しんでいました。家族の前でも，できるだけ包丁などの刃物を使わないようにして避けていました。ハマさんは表4-12のような「不安階層表」を作り，曝露反応妨害法にチャレンジしました。

表4-12　ハマさんの不安階層表

ステップ7（ゴール）	家族がいる前で包丁を使って料理をしてみる。強迫観念が浮かんでも，それを意図的に打ち消さないで，不安が自然と下がるのを待つ。
ステップ6	家族と食事をするテーブルの近くにハサミやカッター等を自分からみえる位置に置いておく。家族と一緒に過ごしている時にハサミやカッターが視界に入り，強迫観念が浮かんでも意図的に打ち消さないで，不安が自然に下がるのを待つ。
ステップ5	家族がいる前でカッターを使ってみる。強迫観念が浮かんでも，それを意図的に打ち消さないで，不安が自然と下がるのを待つ。
ステップ4	家族がいる前でハサミを使ってみる。強迫観念が浮かんでも，それを意図的に打ち消さないで，不安が自然と下がるのを待つ。
ステップ3	自宅で爪切りをポケットに入れながら生活する。強迫観念が浮かんでも，それを意図的に打ち消さないで，不安が自然と下がるのを待つ。

ステップ2	家族がいる前で爪切りを使ってみる。強迫観念が浮かんでも，それを意図的に打ち消さないで，不安が自然と下がるのを待つ。
ステップ1	家族がいる前で楊枝を使ってみる。強迫観念が浮かんでも，それを意図的に打ち消さないで，不安が自然と下がるのを待つ。

2）アオキさんの不安階層表の例　アオキさんは電車に乗っていると「自分がスリをしてしまうのでは」という強迫観念が浮かび，必死で打ち消そうとしているにもかかわらず，スリに関する考えが頭から離れません。「こんな自分はきっと異常者だ。いつか本当にスリをしてしまうのではないか」と強く心配しており，他人に近づかないようにしたり，特に電車に乗るのを避けたりしています。表4-13はアオキさんの不安階層表です。

表4-13　アオキさんの不安階層表	
ステップ5（ゴール）	満員電車に乗り，他人のカバンのすぐ近くに立ち，「スリをしてしまう」という強迫観念が浮かんでも，それを意図的に打ち消さないで，不安が自然と下がるのを待つ。
ステップ4	やや混んでいる電車に乗り，他人のカバンのすぐ近くに立ち，「スリをしてしまう」という強迫観念が浮かんでも，それを意図的に打ち消さないで，不安が自然と下がるのを待つ。
ステップ3	やや混んでいる電車に乗り，手をのばせば他人のカバンがギリギリ届く位置に立ち，「スリをしてしまう」という強迫観念が浮かんでも，それを意図的に打ち消さないで，不安が自然と下がるのを待つ。
ステップ2	空いている電車に乗り，手をのばせば他人のカバンがギリギリ届く位置に立ち，「スリをしてしまう」という強迫観念が浮かんでも，それを意図的に打ち消さないで，不安が自然と下がるのを待つ。
ステップ1	空いている電車に乗り「スリをしてしまう」という強迫観念が浮かんでも，それを意図的に打ち消さないで，不安が自然と下がるのを待つ。

3）自傷に関する強迫観念に苦しんでいるウエダさん　ウエダさんは，車に乗っている時に，車のドアを自ら開けて道路に転がり落ちてしまうイメージが頭に浮かぶ強迫観念に苦しんでいます。そのため車に乗ることを避けています。どうしても車に乗らなければならない時は，車のドアがちゃんとロックされていることを何度も確認したり，シートベルトに強く掴まり身体を固定させたり，スピードを出さないようにしたりする等の強迫行為をしています。

表4-14　ウエダさんの不安階層表	
ステップ7（ゴール）	一人で運転して，高速道路を走ってみる。強迫観念が浮かんでも，強迫行為をせずに不安が自然と下がるのを待つ。
ステップ6	一人で運転して，隣町まで行ってみる。強迫観念が浮かんでも，強迫行為をせずに不安が自然と下がるのを待つ。
ステップ5	一人で運転して，近くの駅まで行ってみる。強迫観念が浮かんでも，強迫行為をせずに不安が自然と下がるのを待つ。
ステップ4	ドアのロックを確認したり，シートベルトに掴まったりするなどの強迫行為をしないで，家族が運転する車に乗って，高速道路を走ってみる。強迫観念が浮かんでも，それを意図的に打ち消さないで，不安が自然と下がるのを待つ。
ステップ3	ドアのロックを確認したり，シートベルトに掴まったりするなどの強迫行為をしないで，家族が運転する車に乗って，隣の県まで行ってみる。強迫観念が浮かんでも，それを意図的に打ち消さないで，不安が自然と下がるのを待つ。
ステップ2	ドアのロックを確認したり，シートベルトに掴まったりするなどの強迫行為をしないで，家族が運転する車に乗って，隣町まで行ってみる。強迫観念が浮かんでも，それを意図的に打ち消さないで，不安が自然と下がるのを待つ。
ステップ1	ドアのロックを確認したり，シートベルトに掴まったりするなどの強迫行為をしないで，家族が運転する車に乗って，近くの駅まで行ってみる。強迫観念が浮かんでも，それを意図的に打ち消さないで，不安が自然と下がるのを待つ。

3 計画変更もある（柔軟に対応しよう）

上記のようなスモールステップの表を作り，計画的に曝露反応妨害法をおこなっていきましょう。ただし，計画は途中で変わることもあります。場合によっては，不安階層表のステップを入れ替えたり，新しいステップを追加したりすることがあります。柔軟に対応していきましょう。治療者や主治医がいる場合は，相談しながら，段階的に曝露反応妨害法に挑戦し，「強迫行為をせずとも，不安は自然と小さくなる」という慣化を体験してみてください。

【ワーク4-11】不安階層表を作ろう

具体例を参考にし，不安階層表を作成してみましょう。

ステップ7（ゴール）	
ステップ6	
ステップ5	
ステップ4	
ステップ3	
ステップ2	
ステップ1	

第5章

不潔恐怖／洗浄強迫に対する認知行動療法

1. 不潔恐怖／洗浄強迫の当事者の具体例

不潔恐怖／洗浄強迫は，主に「汚れ」に対して強い恐怖を感じる強迫症です。当事者が，汚れを恐れる理由はさまざまで，菌やウイルスによって自分や家族が病気になってしまうことを恐れたり，あるいは，汚れそのものに対して強い不快感を抱いたりします。当事者は，できるだけ汚れに接触しないよう過剰に予防したり，回避したりしながら生活しています。やむを得ず，汚れに触れてしまった場合は，過剰な洗浄行為をします。汚れの典型例として，便や尿の汚れ，トイレの汚れ，ゴミ，体液（血液，くしゃみによる飛沫，汗など），生肉類，地面，土，ほこり，動物や虫等があるでしょう。また，ある特定の人が汚い（例：嫌いな家族や友人が汚い）と感じるケースもあります。また，加害恐怖のように，自分が汚れているせいで，他人に迷惑をかけたり，他人にウイルスを感染させたりしてしまうことを過度に恐れている当事者もいます。このような加害恐怖を伴う不潔恐怖の場合は，加害恐怖の章も参考になるでしょう（第2章）。以下は，当事者の具体例です。

1）トイレの汚れが怖いイシイさん　イシイさんは両親と生活している大学生です。イシイさんは，トイレが特に汚いと感じており，トイレを使用した後に，長時間かけて入念に手洗いをしてしまいます。特に大便をする際は手袋をしてトイレに入り，その後は手洗いだけでなくシャワーで身体全体を何度も洗い，服も全て着替えるといった強迫行為を数時間かけておこないます。また，イシイさんは，外出先でトイレを使用することができないので，大学にも行けなくなってしまいました。

2）家族を巻き込んでしまっているミヤさん　ミヤさんは，両親とともに実家で生活している社会人です。不潔恐怖に苦しむミヤさんは，家の外にある物は全て汚いと感じています。そのため，仕事から帰宅後は，玄関で服を脱ぎ，すぐにシャワーで身体を清潔にしてからでないと，リビングに入ることができません。また，外出時に使用していたカバンやスマホ等を，除菌シートで何度も洗浄します。さらに，自分の寝室を潔癖な空間である「聖域」としており，誰も寝室に入れないようにしています。自分が寝室に行く際は，シャワーを浴びて，身体を清潔にした直後でないと，部屋に入ることができません。

ミヤさんは家族を巻きこんだ強迫行為をしてしまいます。例えば，家族が汚い手でドアノブに触らないようにするため，家のドアは全て空けたままにさせています。また，家族が自分の所有物（例えば，自分専用の椅子，カバン，洋服など）に，「触ってないよね？　大丈夫だよね？」と何度も質問をして家族が汚い手で物に触れていないか確認してしまいます。

3）家族を病気にさせてしまうことが心配なノムラさん　ノムラさんは専業主婦をしている女性で，夫と5歳の息子の3人で生活しています。ノムラさんは，料理をする時に何度も手洗いをしてしまいます。特に生肉が苦手で，生肉を触ると，その菌で自分や家族が病気になってしまうのではないかと不安になり，生肉等を使用した料理を避けています。また料理をする際に，夫に対して「私，汚い手で料理していないよね？　大丈夫だよね？」と何度も確認してしまうことがあります。このような症状が長く続いているので，料理をするのをできるだけ避けています。

2. 不潔恐怖を悪化させる思い込み

不潔恐怖や洗浄強迫は，目にみえない汚れや菌に対する強い恐怖を伴う強迫観念に掻き立てられ，過剰な洗浄行為をしてしまいます。しかし，そもそも汚れや菌を気にしたり，身体や部屋を潔癖にしようとしたりすること自体は病的で異常なことではありません。特に日本人は，世界的にみても綺麗好きで有名な国民性です。綺麗好きな健常者と，不潔恐怖の強迫症の当事者との境目は非常に曖昧であり，両者は明確に分断できるものではありません。汚れが気になったり，清潔にしたいという衝動は，強迫症ではない人達でもみられる一般的な反応です。例えば，表5-1は，精神疾患のない健常者100名を対象にした調査の結果です（Moritz & Hauschildt, 2016）。海外での調査結果ですが，この調査結果からも，健常者であっても，汚れを心配したりすることはあるということが示されています。

表5-1　汚れに対する不安を経験したことがあるか？
（精神疾患のない健常者100名を対象にした調査の結果）

汚れを気にするような体験	%
危険な菌に汚染されないように，駅の手すりなど，公共の場所にあるものは触らないようにしている。	34
お金に触った後は手を洗う。	28
ゴキブリなどの害虫が家のなかに侵入するのではないかと，とても気にしている。	19

上記の調査結果のように，汚れを恐れたり，心配したりすることは健常者でも体験していることです。強迫症の当事者の割合は全人口の約1%ですので，それと比べると，より多くの健常者が強迫観念と同じような思考を体験しているといえるでしょう。では，なぜ「汚れを気にする」といった比較的一般的な体験が，病的な強迫症へ悪化してしまうのでしょうか。その理由の

一つとして，強迫症の当事者は，以下のようなネガティブな**思い込み**が強いために，本来ノーマルなはずの反応が，病的な強迫行為へと発展してしまうといわれています。以下の思い込みは，当事者が自覚している場合もありますが，潜在的に（本人が明確に気づかないところで）そう思い込んでいる可能性もあります。

1 汚れに対するリスクの拡大解釈

当事者は，菌やウイルスなどの汚れに対するリスクを拡大解釈してしまうことがあります。例えば，公衆トイレを使用したり，ゴミ箱に触れたり，落ちた物を拾ったりすれば，目にみえない程度の僅かな汚れが身体についてしまうことがあります。しかし，一般的に考えればその僅かな汚れを放置したせいで，自分や家族が病気になる可能性はとても低いでしょう。また，万が一病気になってしまったとしても，命の危険に至る重病が発症する可能性はさらに低いでしょう。一方で，当事者は，汚れによって自分や家族が病気になってしまったり，仮にウイルスや菌に感染した場合に，命の危機に瀕してしまったりする可能性（確率）を高く見積もってしまいます。例えば，料理で生肉を触った後に，1回手を洗えば，病気を発症させるほどの菌が手に残っている可能性は限りなく0%になるでしょう。しかし，当事者はその手で食事をしたり生活したりすると，自分や家族が感染してしまう確率をとても高く見積もってしまいます。

また，不潔恐怖の当事者は，汚れることに対して，破局的な解釈をしてしまうことがあります。例えば，当事者は「身体に汚れがついたままだと，不快感に耐えきれず正気を保てなくなってしまう」「汚れが気になって何もできなくなってしまう」といった思い込みを**潜在的**にしている可能性があります。

2 汚染の永続的な拡大（汚れはどこまでも広がってしまう）

当事者は，一度汚れてしまったら，その汚れは接触を繰り返すことで，永遠に汚れが広がっていってしまうという思い込みをしてしまうことがあります。例えば，靴を手で触ると，手が汚れてしまう。さらにその手で，自分の衣服を触ると衣服に汚れが広がってしまう。その衣服を着たままソファーに座るとソファーにも汚れが広がる。そのソファーに座った家族達にも汚れが広がる。その家族達が触った物にもどんどん汚れが移っていき，最終的には，家中に汚れが広がってしまうといったことまで想像してしまいます。上記の例のように，汚染の永続的な拡大とは，汚れが永遠に広がってしまうことを想像してしまう考え方です。さらにその汚れは，接触回数や時間経過に伴って減退されず，自然に消滅することはないと考えています。汚れがどこについて，どのようなルートで広がっていったのか，その一連の過程を記憶するために，頭のなかで「汚れの履歴」を作る人もいます。

③ 確実性の追求（100％の安全・安心がほしい）

強迫症の当事者は，「絶対大丈夫」という確証がない曖昧な状況に対して，強い不安を感じます。そして「大丈夫」という確証を得るために，強迫行為をしてしまいます。不潔恐怖の当事者は，目にみえない僅かな汚れに対しても強い恐怖を抱いています。しかし，目にみえない汚れが，洗浄行為によって全て消えたという絶対的な確証を得ることは，誰にとっても困難です。目にみえない汚れがあるのかないのかは，完全には把握できない，とても曖昧な事象です。「一度手を洗えば汚れは落ちているはずだ。でも，もし万が一，目にみえない汚れがまだ残っていたらどうしよう」と当事者は考えてしまいます。目にみえない汚れがあるのか，ないのか，その曖昧な状況に当事者は耐えきれず，強い不安とモヤモヤを感じてしまい，汚れが完全に消えたと感じるまで徹底的に洗浄行為をしてしまいます。長時間かけて徹底的に手洗いをすればするほど，「これだけ徹底的に手洗いをしたから大丈夫」と考えるようになって，安心・安全を求めるための強迫行為が止められなくなります。

3. 強迫行為の悪循環

不潔恐怖の当事者は，汚れを予防・回避するために，以下のような強迫行為や回避行動をします。以下にその例をいくつか説明します。

1）過剰な洗浄行為　頻繁に手洗いをしたり，シャワーや入浴に多くの時間を要したりします。独特なこだわりやルールがあり，例えば，必ず決まった順番と回数で手洗いをしている場合もあります。また，除菌力の高い洗剤や漂白剤で手洗いをしてしまうこともあり，手が酷く荒れてしまうこともあります。

2）聖域を作る　多くの当事者には，「絶対に汚したくない」と感じるスペースや物があります。例えば，寝室やベッド，自分専用の椅子，自分の服などが典型的です。これらは「聖域」と呼ばれることもあり，絶対に清潔にしておかなければならない領域です。例えば，シャワーを浴びて完全に身体を清潔にしてからでないと聖域には入れません。また，家族などの他人が聖域に入ったり，触れたりすることを，とても嫌がります。

3）汚れる可能性がある場所や状況を回避する　当事者は汚れを恐れているため，さまざまな場面を回避します。例えば，以下のような場面を避けていることがあります。

- 自宅以外の公衆トイレ（学校のトイレ，駅のトイレ，お店のトイレ等）を避ける
- 人に触れてしまうのが怖いので人混みを避ける（満員電車など）
- 電車のつり革や，座席などに触れないようにする
- ゴミ箱の近くを通ったり，みたりするのを避ける
- 買い物でお釣りを受け取るのを避ける
- ドアノブに触れるのを避ける

4）家族を巻き込む（再保証を求める行動） 不潔恐怖の当事者は，自らの症状のために家族にさまざまな要求をし，巻き込んでしまうことがあります。例えば，家族が帰宅したら，まず玄関で服を脱いで，そのままシャワーを浴び，身体を綺麗にしてからリビングに入るというルールを家族にも要求することがあります。他にも，家族が触れてはいけない物があったり，洗濯の仕方のルールがあったり，家族が入ってきてはいけない領域があったり，物を置く位置を決めるように要求したりすることがあります。

当事者は，家族などの他人に何度も「大丈夫？」と質問してしまうことがあります。例えば，「これ触ってないよね？」「ちゃんと手を洗った？」「これ，汚くないよね？」「ルール通りにやった？」といった内容の質問を，家族に何度もしてしまいます。家族は，何度も質問されるので，「しつこい！」と感じて口論になってしまうこともあります。このような再保証に対する，対処法については，第6章を参考にしてください。

4. 不潔恐怖の強迫症のメカニズムを図で理解する

強迫症がどのように維持・悪化されているのか，その悪循環のメカニズムを図にしながら，客観的に理解していきましょう。

1 強迫症の悪循環のメカニズムを客観的に理解する

図5-1～5-3のように，不潔恐怖の強迫症状とは，a. きっかけとなる出来事や雑念（手が汚れたと感じる）⇒b. 強迫を悪化させる思い込み⇒c. 強迫行為⇒d. 強迫の悪循環というメカニズムで維持されてしまいます。強迫のメカニズムを図にすることで，何が強迫を維持している要因なのか，そして，何を変えることが改善に繋がるのかを客観的に理解することができ，治療への道筋がみえてきます。この作業で最も大切なことは，「強迫行為をすれば一時的に安心できるが，一方で長期的にみると，強迫症状が維持されてしまう原因になってしまう」という悪循環のメカニズムを理解することです。悪循環のメカニズムを理解するために，いじめのメタファー（第1章-4-2，図1-2）を振り返ってみると良いでしょう。不潔恐怖の当事者の図を以下に示します。

図5-1　トイレの汚れが怖いイシイさんのメカニズム

a．きっかけとなる出来事／不快な雑念
トイレを使用した後に，身体が汚れたと感じる

b．強迫を悪化させる思い込み
- リスクの拡大解釈：身体が汚れたままだと，その恐ろしさに耐えきれなくて，どうにかなってしまいそうだ
- 汚染の永続的な拡大：徹底的に清潔にしないと，家中に不快な汚れが広がってしまう！
- 確実性の追求："絶対に大丈夫。汚れは完全に消えた" という安全・安心を追求しなくてはならない

c．強迫行為・回避
- 手袋をつけてトイレを使用する
- トイレの後に，過剰な手洗いやシャワーなどの洗浄行為をする
- トイレを使用した後に着替えをする
- 外出先でトイレを使用するのを避ける

d．強迫行為の悪循環
強迫行為をすれば，一時的に安心できる。
しかし，以下のようなデメリットがあり，長期的にみれば強迫症が維持されてしまう。
- 「強迫行為をしたから，最悪なトラブルを防ぐことができた」と思い込んでしまい，安全・安心を求める強迫行為が止められなくなる。
- 「強迫行為をしなくても，現実では，予想していた程の恐ろしいトラブルは起こらない」ことを体験できなくなる。そのため，強迫を悪化させる思い込みが維持されてしまう。

図5-2　家族を巻き込んでしまっているミヤさんのメカニズム

a．きっかけとなる出来事／不快な雑念
帰宅した時に外の汚れを家に入れたくないと感じる

b．強迫を悪化させる思い込み
- リスクの拡大解釈：家が汚れてしまうと，その恐ろしさに耐えきれなくて，どうにかなってしまいそうだ
- 汚染の永続的な拡大：徹底的に身体を清潔にしないと，家中に不快な汚れが広がってしまう！
- 確実性の追求：“絶対に大丈夫。汚れは完全に消えた”という安全・安心を追求しなくてはならない

c．強迫行為・回避
- 帰宅後は，玄関で服を脱ぎ，すぐにシャワーを浴びる
- スマホやカバンを除菌シートで何度も洗浄する
- 寝室を聖域にして，誰も入れないようにする
- 家族にドアを開けておくように要求したり，自分の物に触っていないか何度も質問したりする（再保証を求める）

d．強迫行為の悪循環
強迫行為をすれば，一時的に安心できる。
しかし，以下のようなデメリットがあり，長期的にみれば強迫症が維持されてしまう。
- 「強迫行為をしたから，最悪なトラブルを防ぐことができた」と思い込んでしまい，安全・安心を求める強迫行為が止められなくなる。
- 「強迫行為をしなくても，現実では，予想していた程の恐ろしいトラブルは起こらない」ことを体験できなくなる。そのため，強迫を悪化させる思い込みが維持されてしまう。

図5-3　家族を病気にさせてしまうことが心配なノムラさんのメカニズム

a．きっかけとなる出来事／不快な雑念
生肉を触った後に手を洗っても，危険な汚れが残っている気がする

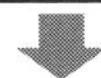

b．強迫を悪化させる思い込み
- リスクの拡大解釈：ちゃんと手を洗わずに料理をしたら，家族がウイルスに感染し，死んでしまうかもしれない
- 汚染の永続的な拡大：徹底的に手を清潔にしないと，家中に危険な汚れが広がってしまう！
- 確実性の追求："絶対に大丈夫。汚れは完全に消えた"という安全・安心を追求しなくてはならない

c．強迫行為・回避
- 生肉を触ったら過剰な手洗いをする
- 夫に「大丈夫だよね？」と質問する（再保証を求める）
- 生肉の調理を避ける

d．強迫行為の悪循環
強迫行為をすれば，一時的に安心できる。
しかし，以下のようなデメリットがあり，長期的にみれば強迫症が維持されてしまう。
- 「強迫行為をしたから，最悪なトラブルを防ぐことができた」と思い込んでしまい，安全・安心を求める強迫行為が止められなくなる。
- 「強迫行為をしなくても，現実では，予想していた程の恐ろしいトラブルは起こらない」ことを体験できなくなる。そのため，強迫を悪化させる思い込みが維持されてしまう。

5. 強迫を治すために受け入れなければならないこと

この節では，メタファー（例え話）とイメージを用いて，不潔恐怖を治すとは，どういうことなのかを具体的に想像してみましょう。

1 汚れとの戦争

不潔恐怖の当事者の体験は，例えるなら，汚れと戦争しているような状況です。汚れが自らのテリトリーや聖域に侵入してくるのを防ぐために，当事者は必死に汚れを撃退しています。その戦争は長期におよび，当事者はほぼ毎日，目にみえない汚れという敵と戦っています。戦争には多くのコストや犠牲を伴います。現実の戦争であれば，武器を購入するための防衛費や人命が戦争のコスト／犠牲といえるでしょう。一方，汚れとの戦争によるコストは，強迫行為に費やした当事者の人生の時間です。他にも，高額な水道代，除菌シート，洗剤，アルコールスプレーにかかる費用等もあるでしょう。汚れとの戦争のせいで，友人と会えなくなったり，恋人が作れなかったり，仕事に行けなくなったり，学校に行けなくなったりしてしまう可能性もあります。未来さえも絶望に変わってしまうかもしれません。これらは全て，汚れとの戦争に伴うコスト／犠牲ともいえるでしょう。汚れとの戦争には多くのコストや犠牲を伴うという事実を大前提とし，次の点について検討してみてください。そこまで多くのコスト／犠牲を払ってまで，目にみえない汚れと戦争を続けていくことに価値があるのだろうか？　この汚れとの戦争に完全勝利することは可能なのか？　この汚れとの戦争に終わりはあるのか？

承知のことでしょうが，汚れが完全に世の中から消えることはありません。そして汚れというみえない敵に，完全勝利できる人間などいません。どんなに潔癖に防衛したとしても，汚れは至るところから侵入することができます。どんな天才だろうが，どんな大金持ちだろうが，どんな人気者だろうが，目にみえない汚れに完全勝利できる人間はいないでしょう。

② 汚れと和平を結び，共存するという選択肢

本書が提案する不潔恐怖の治療（強迫との戦争の終わらせ方）とは，例えるなら，目にみえない汚れとの戦争を止めて和平を結ぶことです。つまり，目にみえない汚れと一緒に生活し，共存することです。汚れと一緒に寝たり，汚れと一緒に食事をしたり，汚れと一緒にいることを許容することです。不潔恐怖を根本的に治すためには，ある程度の（一般的な人達が体験している程度の）汚れとの共存を受け入れるという気持ちが必要になります。当事者も，強迫症になる前は，汚れと一緒に生活していたはずです。かなり昔の記憶かもしれませんが，強迫症になる前は，汚れと一緒に寝たり，食事したり，遊んだりしていたと思います。汚れと共存していた時代は，汚かったかもしれませんが，今よりも生活はずっと楽だったのではないでしょうか。汚れと一緒に生活していた頃の具体的な記憶を思い出してみましょう。

③ 聖域は本当に当事者を救ってくれるのか？

潔癖な空間である聖域は，当事者に安心を与えてくれるので，当事者は「聖域によって私は救われている」と感じてしまうでしょう。しかし，本当にその聖域は，当事者を幸せにしてくれているのでしょうか？　実際のところは，その聖域があるからこそ，多くの犠牲を払って強迫行為をしなくてはならない羽目になっているのではないでしょうか。聖域を守るために，どれだけの苦労と犠牲を払ってきたのかを考えてみましょう。それを思い返すと悔しい気持ちになるかもしれませんが，現実から目をそらさないことが大切です。逆に聖域がなければ，そのような苦労と犠牲をせずとも済んだかもしれません。つまり聖域は，当事者を救ってくれるどころか，当事者を苦しめている元凶ではないでしょうか。聖域の本当の姿は，「強迫の巣」といえるのではないでしょうか。

④ 汚れは本当に自分の敵だろうか？

汚れを拒絶すればするほど，強迫は悪化します。この法則は，科学的研究からみても，当事者の経験からみても間違いないでしょう。逆にいえば，汚

れを受け入れることができれば，不潔恐怖による強迫を根本から解決できるといえるでしょう。

強迫という病原菌がいると想像してみてください（具体的にキャラクターをイメージしてみても良いでしょう）。強迫は潔癖なところが大好きです。潔癖にすればするほど，そこから強迫の菌がニョキっと生まれてきてしまい，あなたの体にどんどん広がってしまいます。この強迫という病が最も恐れているのが，汚れです。当事者が汚れを受け入れてしまえば，潔癖な場所が大好きな強迫の居場所はなくなってしまいます。ここで大切なことは，当事者の強迫を根本から治療してくれる特効薬があるとすれば，それは「汚れ」だということです。当事者の生活のなかに汚れを取り入れることができれば，強迫はいなくなってくれます。不潔恐怖を治療するためには，汚れというヒーローの手助けが不可欠です。

5 強迫を治療するために手放さなくてはならないこと

上記のメタファーでも説明したように，不潔恐怖を根本から解決するためには，汚れと共存することが必要です。つまり，当事者は，今までやってきた潔癖を自ら捨てる決断をしなくてはなりません。それはとてもつらいことかもしれませんが，その代わり，何年も（あるいは何十年も）苦しんできた強迫から解放されます。

強迫症とは，まさに当事者にとって災いです。その災いを確実に回避する方法が一つだけあります。自分の身体，家，聖域等を汚れに捧げてしまうことです。もちろん，そう簡単にできることではありませんし，とても勇気がいることでしょう。しかし，強迫を根本解決させるための確実な方法です。「自分が潔癖にしてきたもの（身体，家，聖域等）が汚れることになったとしても，強迫という災いから解放されたい」という決断ができたのであれば，これから紹介する曝露反応妨害法（第5章-7）をやってみて，具体的に汚れと共存する方法を計画しましょう。

【ワーク5-1】強迫を治す代わりに受け入れる必要があるもの

強迫症という災いを確実に避けるために，具体的にどのようなものを汚れに捧げる必要があるでしょうか。以下の空欄に，強迫から解放された人生を送るために，受け入れなくてはならないことを具体的に書いてみましょう（例：目にみえない汚れが常に身体のどこかについている可能性があること，ベッドに何かしらの目にみえない汚れがありそれと一緒に寝なくてはならないこと）。覚悟がいる決断になると思いますが，「潔癖な生活を手放してでも，強迫から解放された人生を送りたい」という気持ちを高めるためには，非常に大切なワークです。

強迫から解放された人生を送るために，私が受け入れなくてはならないこと

【ワーク5-2】汚れと共に生活することで得られるもの

汚れと共に生活することは，当事者にとって，特に最初はつらいと感じるでしょう。しかし，汚れを受け入れる代わりに，何を得ることができるでしょうか？（例：好きだったアーティストのライブに行ける，友達と外食できる）。汚れを受け入れることができれば，何が楽になるでしょうか？（例：水道代が安くなり，家計が楽になる）以下の空欄に，具体的な内容を書いてみましょう。

汚れと共に生活することを受け入れる代わりに，何を得ることができるのか？

6.「絶対大丈夫」を求めて本当に大丈夫？（確実性の追求）

どんなに洗浄行為を徹底したとしても，「世の中に絶対的な潔癖はない」という事実を受け入れてみましょう。

1 確実性の追求（100％の安全・安心がほしい）

強迫症の当事者は，「大丈夫」という確証がない，不確実で曖昧な状況に対して，強い不安を感じます。そして「絶対大丈夫」という確証を得たいがために，強迫的な洗浄行為をしてしまいます。当事者が恐れている汚れは，そもそも目にみえない非常に曖昧なものです。当事者は，汚れているのか，汚れていないか，その絶対に大丈夫とはいえない曖昧な状況に対して，とても動揺し，確実な安心・安全を得るための強迫行為（過度な洗浄行為）をしてしまいます。

2 絶対大丈夫はない

「絶対大丈夫」というものはこの世に存在しないという現実を受け入れてみることが大切です。つまり，どんなに部屋を潔癖な聖域にしたところで，目にみえない汚れはきっとどこかにあるでしょう。手を徹底的に綺麗にしたとしても，究極をいえば，私達が生活している空気にはさまざまなホコリや汚れが混じっていますので，空気に触れたとたんに，手はある程度汚れてしまいます。目にみえない汚れを，完全に撲滅することは不可能といえるでしょう。それは，どんな有名人だろうが，王族だろうが，大金持ちだろうが，全ての人類に等しく平等なことだといえるでしょう。それにもかかわらず，絶対的な潔癖を求めてしまうと，強迫症が維持されてしまいます。強迫症を治療するためには，**絶対的な安心を追い求めるのを自ら止めて，ある程度の汚れ（一般的な人達が受け入れている目にみえない汚れ）と生活する人生を受け入れる気持ちと行動が大切です。**

③「洗浄強迫を続けたとしても汚れは避けられない」とイメージする

今から伝えることは，強迫の人にとってショッキングなことかもしれません。しかし以下のような状況を繰り返し具体的にイメージしていくことで，汚れに関して考えたくもないような不快なイメージに慣れていくことが重要です。最初は嫌かもしれませんが，繰り返し練習していくことで，慣れていくでしょう。

想像してみてください。仮に日々の過剰な洗浄行為を続けたとしても，**絶対に汚れない生活なんて不可能です。目にみえない汚れはどこにでもあります。**

例えば，空気中には，ありとあらゆる目にみえない小さな物質（気体，液体，固体）が含まれています。このような目にみえないほどの小さな物質は，風に舞い，空気中に漂っています。具体的には，以下のようなものです。

[小さな虫やダニの破片や死骸の残骸，動物のフン，細菌，ウイルス，植物細胞の残骸，花粉，繊維くず，カビ，たばこの煙，砂塵，土，ホコリ，黄砂，工場などから排出される物質，自動車の排出ガスなど]

つまり，排泄物も，ばい菌も，最終的には目にみえない粒となり，あらゆる物体の表面や，空気中に存在します。もちろん，あなたの聖域にも，既に最初から侵入しています。このような目にみえない汚れは，地球の大気圏外や，人工的な無菌室を作らない限り，存在します。そして，私たちは，常にそれらの物質を呼吸で吸っているのです。このような汚れは，今現在も常に，人間の体内に侵入しているものです。今呼吸をしている，まさにその瞬間にも，上記のような汚れは体内に侵入しています。それはあなたが生まれた時からずっと変わりません。そういった目にみえない汚れまで綺麗にしたり，避けたりすることは，人の力では到底為す術がありません。自然にしておくしかないでしょう。どんなに洗浄行為をしても，汚れは完全にゼロにはできません。先述した通り，それは，ある意味では全ての人に平等です。どんな偉人でも，お金持ちでも，権力者でも，汚れるということから100％避けられる人は存在しません。汚れるということは，全ての人に平等なものです。

4 強迫行為はやらないよりは，やったほうがマシ？

当事者は，万が一の不幸なトラブルを予防・回避するため，強迫的な儀式をしてしまいます。この万が一の保険としての儀式について「やらないよりはやったほうが良い」「僅かでも予防できる確率が高まるならやるべきだ」と感じる人もいます。しかし，本当にそうでしょうか。その保険は本当に，当事者の役に立っているのでしょうか。**保険のプランを見直したり（第1章-9），強迫行為による代償について客観的に検討してみたりしましょう（第1章-10）。**

7. 不潔恐怖／洗浄恐怖に対する曝露反応妨害法

曝露反応妨害法は不安を感じる状況にあえてチャレンジをし，今までしてきた強迫行為を段階的に止めて，最終的に不安に慣れていくことを目指す方法です。曝露とは，強い不安や強迫観念が起こる状況にあえて自ら直面する（曝露する）ことです。反応妨害とは，不安が起きたとしても，それを消すための強迫行為をせずに，不安が自然に軽減するまで待つという方法です。この曝露と反応妨害を同時におこなうのが曝露反応妨害法です。

1 汚れに対する恐怖は，洗浄行為をしない限りなくならない？

当事者は，身体が汚れた時に洗浄行為をしないと，恐怖がどんどん高まり，「耐えられなくなって泣き叫んでしまう！」「正気を保てなくなってしまう！」といった破局的な解釈をしてしまうことがあります（図5-4）。

図5-4　恐怖や不快感がピークに達するとどうなるのか？

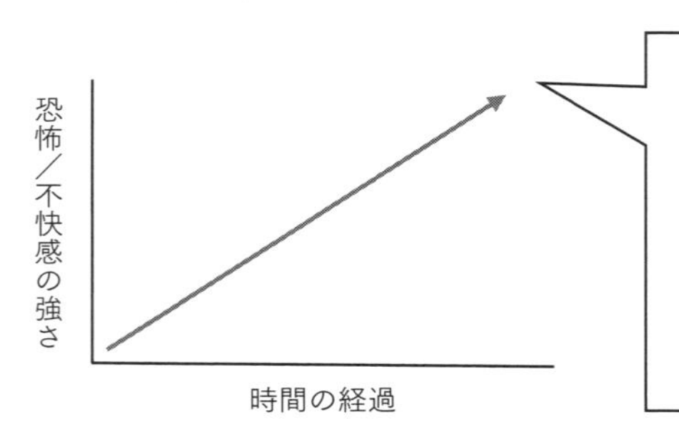

- 汚れを洗い落とさないと，不快感がなくならず，永久に苦しみ続けてしまう？
- 身体が汚れているのに，何もせずにいたら，不快感がどんどんと強くなり，最終的に正気を保てなくなってしまう？
- 汚れによる恐怖や不快感に耐えられなくなって，何もできなくなる!?

2 強迫行為をせずとも，汚れによる恐怖／不快感はだんだんと小さくなる

実は，汚れによる恐怖や不快感は，それを打ち消すような行為をせずに自然にしていれば，だんだんと下がっていきます。このように，強迫行為をせ

ずとも，恐怖が徐々に小さくなっていき，恐怖に慣れていく現象を慣化といいます。つまり，強迫行為をせずとも，汚れによる恐怖／不快感は，時間が経過するごとに落ち着いていき自然と小さくなっていくということです（図5-5)。このように曝露反応妨害法は，人の「不安に慣れる」という特性を利用したアプローチです。

慣化は，多くの人が人生で何度も経験したことがある現象です。例えば，「学校の試験」といった状況を思い出してください。試験の直前や，試験が始まった直後は，誰でも不安に感じるでしょう。しかし，試験が始まってしばらく時間が経つと，段々と試験の雰囲気にも慣れ，不安も少しずつ落ち着いて，試験に集中できるようになります。例えばジェットコースターも，最初

図5-5　慣化のプロセス

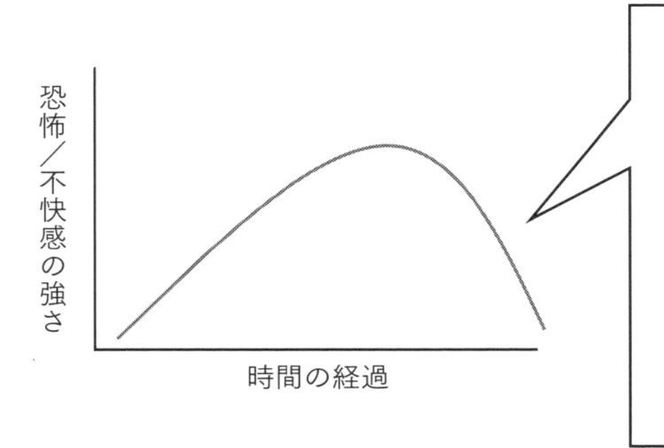

恐怖や不快感は，強迫行為をせずとも，不安のピークを越えれば，自然と小さくなっていく（慣化する）ことが研究によって示されています。最初のうちはつらいと感じるでしょうが，慣化が起こるまで，強迫行為をしないでみましょう。
注意！：恐怖や不快感が自然に下がる前の段階で強迫行為をしてしまうと，不安の慣化を体験できなくなってしまいます。

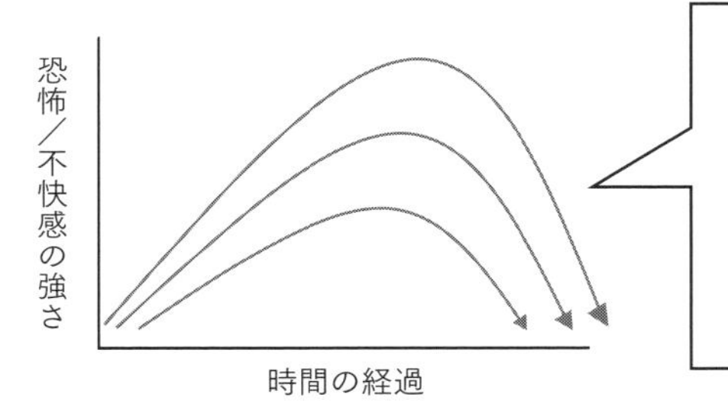

曝露反応妨害法を繰り返し練習していくうちに不安のピークも下がっていきます。恐怖／不快感に慣れるのも早くなります。
最終的に，「もう強迫行為をしなくても大丈夫だ」と思えるようになったら，より難易度の高い課題にチャレンジしましょう。

は誰でも怖いでしょうが，何回か乗っているうちに段々と慣れていくことがあります。このような経験も慣化と同じ効果です。

③ 汚いけれど，頑張れば何とか触れるという課題からチャレンジする

例えば，ゴミ箱に対する曝露反応妨害法にチャレンジする場合，多くの当事者は「そんなの無理だ！」と考え，諦めてしまうかもしれません。しかし，「ゴミ箱に対する曝露反応妨害法」と一概にいっても，さまざまなパターンとレベルがあります。例えば，ゴミ箱の内側は確かにレベルが高いでしょう。しかし，ゴミ箱の外側はどうでしょうか。外側なら何とか触れそうであれば，そこからチャレンジしても構いません。場合によっては，「ゴミ箱の近くを通り，その後，手を洗わない」というレベルからチャレンジしても良いでしょう（図5-6)。

「ドアノブを触る」という曝露反応妨害法でも，さまざまなパターンが考えられます。トイレや玄関のドアノブはレベルが高いかもしれませんが，リビングや寝室のドアノブなら，「何とか触れる」レベルかもしれません。また皆が触りそうな中央部分ではなく，ドアノブの端から触るというパターンもあるかもしれません。同様に，「壁を触る」という課題でも，さまざまなレベルに分けることができます。トイレの壁が最も難易度が高いと思う場合は，リビングの壁から始めるのも良いでしょう。壁の触る位置も，地面に近い下のほうを触るのがつらいのであれば，上のほうの壁から触ると良いでしょう。

④ 徹底的に反応妨害することが大切

不安に早く慣れるためには，徹底的に反応妨害をする必要があります。反応妨害が中途半端になってしまうと，余計に不安になったり，確認したくなったりしてしまうことがあります。例えば，汚れに慣れていく曝露反応妨害法であれば，汚いと思っている物を手で触ったあとに，その手で全身を触りましょう。髪の毛や，着ている服，メガネ，カバンなど，あらゆる物に汚れを広げていきましょう。ベッドや布団などにもできると，さらに良いでしょう。このように徹底的に汚れを広げて，反応妨害をしていくことが大切です。逆

図5-6 「何とかできる」レベルの課題を見つけよう

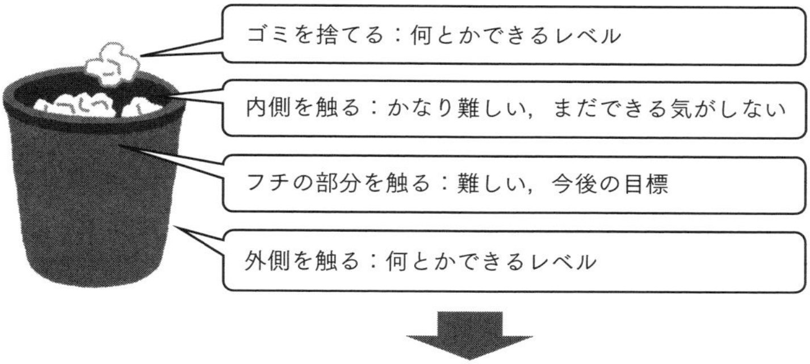

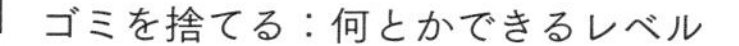

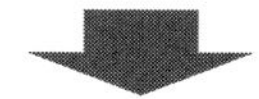

徹底的に反応妨害する

- 汚れに触れた後は，その手で全身を触ってしまったほうが，早く恐怖や不快感に慣れる（手だけが汚れていると，手を洗いたくなる衝動が高まってしまう）
- 恐怖や不快感が自然に下がるまで，洗浄行為をせずにいる（本を読んだり，誰かと会話したり，気晴らししながら過ごしてみる）
- 初めてチャレンジする時は，結構な苦痛を感じると思いますが，同じ課題を少なくとも1週間続けていけば，だんだんと慣れていけるでしょう。自信がついたら，難易度を上げてみましょう（詳しい説明は第5章-9を参照）。

に中途半端に曝露と反応妨害をさせてしまうと，「手だけ汚れているのであれば，なるべく他のところを触らないようにしよう」「どうせ後でお風呂に入れば大丈夫だ」といった考えが浮かんでしまい，「汚れによる不快感は何もしなくてもいずれ自然と消えていく」という体験をすることができなくなります。もしこのような徹底的な曝露と反応妨害をすることが難しいと感じる場合は，より触りやすい物（汚くないと思う物）でチャレンジしてみましょう。

8. 慣化を体験してみる

前項で説明した慣化を実際に体験してみましょう。まず,「汚いと思うけれど，頑張れば触れるレベル」の場所を手で触ってみましょう。例えば，どこかのドアノブ，壁，机，リモコン，蛇口，ゴミ箱，靴，棚の取っ手等があるかもしれません（人によってさまざまです)。

次は，その手で全身を触ってください。大切なのは，手を汚して，それでおしまいにしないことです。手を汚しただけだと,「手洗いをして安心したい」という不安や衝動がなかなか下がりません。なので，汚れを全身に広げましょう。そのほうが,「全身に汚れが広がってしまったので，今さら手を洗ったところで意味はない」という諦めがつき，汚れを受け入れるのが早くなります。強迫症の治療とは，汚れとの戦争を止めて共存を目指すことです。汚れと本気で共存を目指すのであれば，手で触って終わりにするのではなく，汚れとハグするように全身で受け止めることが大切です。喧嘩をして絶交してしまった友人と，仲直りをするようなイメージで，汚れとハグをして仲直りしましょう！

上記のように汚れを全身に広げることができたら，洗浄行為をせずに恐怖や不快感に慣れるまで待ちましょう。その間，誰かと会話したり，本を読んだり，お菓子を食べたり，テレビやスマホをみたりしながら，くつろいで過ごせると良いでしょう。仕事，勉強，家事など，何かに集中してしまうのも手かもしれません。その際，汚れによる恐怖や不快感がどのように変化したのか，簡単に記録してみましょう。例えば，汚れを全身に広げた瞬間の恐怖や不快感が90点だとしたら，15分後は，何点になっているでしょうか？　30分後，1時間後といったように，恐怖や不快感の点数を記録していきましょう（図5-7)。また，曝露反応妨害法をやる場合は，できるだけお風呂の前ではなく，後にやりましょう。お風呂の前にやってしまうと「この後お風呂に入れば大丈夫だ」と感じてしまい，根本的に「汚れに慣れる」という体験ができなくなります。できるだけ入浴後にやりましょう。

図5-7　汚れの慣化を観察するグラフ（例）

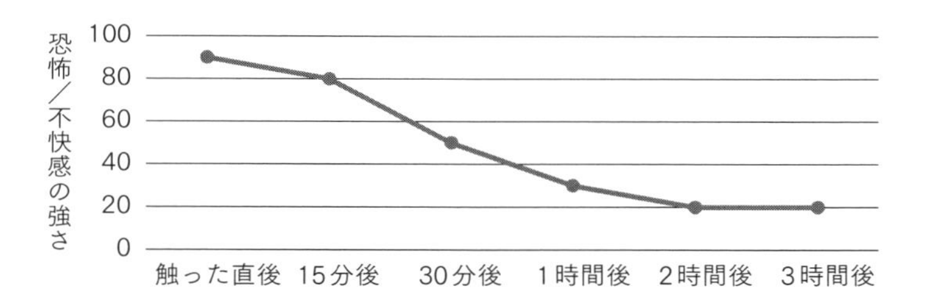

1 うまく慣化が起こらない場合

慣化が起こらなかった場合は，課題の難易度を調整して，もう一度やってみましょう。課題が難しすぎるのかもしれません（あるいは簡単すぎるのかもしれません）。例えば，「床を直接触るのは難しすぎる」ということであれば，床を直接触ることよりも簡単な課題を探してみましょう。床を直接触るのではなく，「床に落ちたペンを手で拾って触る」という課題に調節できるかもしれません。

また，何らかの強迫行為や回避をしていると，なかなか慣化が起きず，強迫が維持されてしまいます。強迫行為や回避をせずにおこなうことが曝露反応妨害法ではとても大切なことです。例えば，「汚れに曝露した手や身体で他の場所を触ってしまうと，家に汚れが広がってしまうから，何もせずにじっとしていよう」としてしまうと，慣化が起きなくなってしまいます。汚れとの共存のため，汚れに曝露した後は，できるだけ家中を触ってみて，汚れを徹底的に広げるようにしましょう。

【ワーク5-3】慣化を体験してみよう

図5-7を参考にし，汚れの慣化を観察してみましょう。

恐怖／不快感の強さ

100
90
80
70
60
50
40
30
20
10
0

触った直後　15分後　30分後　1時間後　2時間後　3時間後

9. 目標をステップにする（不安階層表）

1 はしごを一段ずつのぼるように，できそうなことから１歩ずつチャレンジ

曝露反応妨害法をおこなう場合は，少しずつ段階的に不安のレベルを高めていくことが大切です。そのために，不安の強さのレベルをステップにした表を作成できると分かりやすいでしょう。この表を**不安階層表**といいます。不安階層表は，例えるのなら，自分自身の恐怖の「はしご」をのぼるようなものです。「頑張ればできるだろう」と思えるくらいの簡単なレベルから始め，一段のぼることができたら，それができた自分を称賛し，次のステップへ進んでいきます。初めてチャレンジする時は，結構な苦痛を感じると思いますが，**同じ課題を少なくとも１週間（できるだけ毎日）続ければ**，だんだんと慣れていけるでしょう。自信がついたら，難易度を上げてみましょう。最初は，治療者や家族に手伝ってもらいながらでも構いません。はじめは怖いと思うでしょうが，恐怖のはしごをのぼるたびに，達成感と自信が高まっていくことを体験してみてください！

1）トイレの汚れが怖いイシイさんの不安階層表　イシイさんは，トイレを使用した後に，長時間かけて，入念に手洗いをしてしまいます。特に大便をする際は，手袋を使用してトイレに入り，その後は手洗いを30分ほどおこない，仕上げにシャワーで身体を洗わないと気が済みません。排尿の時でも，手洗いを10分以上かけておこなってしまいます。表5-2はイシイさんが作成した不安階層表です。

表5-2　イシイさんの不安階層表の例（a）	
ステップ11（ゴール）	外出先のトイレで大便をし，手洗いを1分以内で終了させる。
ステップ10	外出先のトイレで大便をし，手洗いを5分以内で終了させる。
ステップ9	手袋せずに排便をし，手洗いは1分以内にする。その後，スマホを触ったり，TVをみながら過ごし，不快感が自然に小さくなるのを待つ。
ステップ8	手袋せずに排便をし，手洗いは3分以内にする。その後，スマホを触ったり，TVをみながら過ごし，不快感が自然に小さくなるのを待つ。
ステップ7	手袋せずに排便をし，手洗いは5分以内にする。その後，スマホを触ったり，TVをみながら過ごし，不快感が自然に小さくなるのを待つ。
ステップ6	手袋せずに排便をし，手洗いは10分以内にする。その後，スマホを触ったり，TVをみながら過ごし，不快感が自然に小さくなるのを待つ。
ステップ5	手袋せずに排便をし，手洗いは15分以内にする。その後，スマホを触ったり，TVをみながら過ごし，不快感が自然に小さくなるのを待つ。
ステップ4	手袋せずに排便をし，手洗いは30分以内にする。その後，スマホを触ったり，TVをみながら過ごし，不快感が自然に小さくなるのを待つ。
ステップ3	手袋をして排便をした後すぐにシャワーを浴びず，手洗いだけにする。その後，スマホを触ったり，TVをみながら過ごし，不快感が自然に小さくなるのを待つ。
ステップ2	手袋をして排尿した後の手洗いを1分以内にする。その後，スマホを触ったりTVをみながら過ごし，不快感が小さくなるのを待つ。
ステップ1	手袋をして排尿した後の手洗いを5分以内にする。その後，スマホを触ったりTVをみながら過ごし，不快感が小さくなるのを待つ。

お風呂から出たすぐ後に曝露反応妨害法をおこなうのも有効です。この方法により，できるだけ潔癖な身体でいる時間を短くすることで，汚れに慣れるのが早くなります。また，「お風呂で頑張って身体を綺麗にしたとしても，この後どうせ曝露をして汚れてしまうのだから，そこまで頑張って洗う必要はない」という認知を学習することができます。この考えを学習できれば，お風呂の時間も短くなっていくでしょう。以下はイシイさんが挑戦した，お風呂の後の曝露反応妨害法です。

表5-3　イシイさんの不安階層表の例（b）

ステップ7（ゴール）	お風呂から出た後すぐに，トイレのドアノブ全体を触る。その手で全身を触り，不安が自然と小さくなるのを待つ。
ステップ6	お風呂から出た後すぐに，トイレのドアノブの端っこを触る。その手で全身を触り，不安が自然と小さくなるのを待つ。
ステップ5	お風呂から出た後すぐに，トイレの近くの壁を触る。その手で全身を触り，不安が自然と小さくなるのを待つ。
ステップ4	お風呂から出た後すぐに，ドアノブ全体を触る。その手で全身を触り，不安が自然と小さくなるのを待つ。
ステップ3	お風呂から出た後すぐに，ドアノブの端っこを触る。その手で全身を触り，不安が自然と小さくなるのを待つ。
ステップ2	お風呂から出た後すぐに，電気のスイッチを触る。その手で全身を触り，不安が自然と小さくなるのを待つ。
ステップ1	お風呂から出た後すぐに，洗面所の壁を触る。その手で全身を触り，不安が自然と小さくなるのを待つ。

2）家族を巻き込んでしまっているミヤさん　ミヤさんは，家の外にある物は全て汚いと感じています。仕事から帰宅後は，玄関で服を脱ぎ，すぐにシャワーで身体を清潔にしてからでないと，リビングや自室に入ることができません。また，外出時に使用していたカバンやスマホなどを，除菌シートで何度も洗浄しています。さらに，自室を「聖域」にしており，誰も入れないよ

うにしています。

また，ミヤさんは家族を巻きこんだ強迫行為をしてしまいます。例えば，家族が汚い手でドアノブに触らないように，家のドアは全て開けたままにさせています。また，家族が自分の所有物に，汚い手で触っていないか，何度も確認してしまいます。表5-4はミヤさんが作成した不安階層表の例です。

表5-4　ミヤさんの不安階層表の例

ステップ12（ゴール）	帰宅後，シャワーを浴びず，手洗いだけして自室に入る。
ステップ11	帰宅後，シャワーを浴びず，手洗いと着替えだけして自室に入る。
ステップ10	帰宅後，シャワーを浴びず，手洗いと着替えだけしてリビングに入る。
ステップ9	帰宅後，スマホを除菌シートで拭くのを止めて，スマホを触った後に全身を触る。また，スマホを自室（聖域）で使用する。
ステップ8	帰宅後，カバンを除菌シートで拭くのを止める。
ステップ7	家族が自分の部屋に入ることを容認する。
ステップ6	家族が自分の椅子や洋服に触ることを容認する。
ステップ5	帰宅後に玄関ではなく，浴室で服を脱いでからシャワーを浴びる。
ステップ4	家のドアは全て自分で開け閉めする（ドアを開けておくようにと，家族に要求しない）。ドアノブに触れた後は，その手で全身を触る。
ステップ3	洗面所のドアノブを触ってから，その手で全身を触り，自分の部屋に入る。
ステップ2	リビングのドアノブを触ってから，その手で全身を触り，自分の部屋に入る。
ステップ1	家族が自分の所有物に汚い手で触っていないか，何度も再保証をしてしまうのを止める。家族は，再保証されたとしても“大丈夫”と答えないようにする。

3）家族を病気にさせてしまうことが心配なノムラさん　ノムラさんは，料理をする時に何度も手洗いをしてしまいます。特に生肉が苦手で，生肉を触ると，その菌で自分や家族が病気になってしまうのではないかと不安になり，生肉を使用した料理を避けています。また料理をする際に，夫に対して「私，汚い手で料理していないよね？　大丈夫だよね？」と何度も確認してしまうことがあります。このような症状が長く続いているので，料理をするのを避けがちになっています。以下の表はノムラさんが作成した不安階層表の例です。

表5-5　ノムラさんの不安階層表

ステップ7（ゴール）	生肉を直接手で触る料理をし，家族に食べさせる（例：ハンバーグ等）。直接手で生肉を触ったとしても，過剰な手洗いや再保証をしない。
ステップ6	生肉を直接手で触る料理をし，自分だけで食べてみる（例：ハンバーグ等）。
ステップ5	生肉を素手で触らなくても大丈夫な料理をして（例：生姜焼き等），家族に食べさせる。
ステップ4	生肉を素手で触らなくても大丈夫な料理をして（例：生姜焼き等），自分だけで食べる。
ステップ3	焼肉屋に行って，家族に肉を焼いてあげる。
ステップ2	加工肉を使用した料理をし，家族に再保証しないようにする。家族は，再保証されたとしても“大丈夫”と答えないようにする。
ステップ1	肉を使用しない料理（野菜炒め）をし，家族に再保証しないようにする。家族は，再保証されたとしても“大丈夫”と答えないようにする。

2 治療者が実演してみる（マスターモデリング）

曝露反応妨害法を治療者が実演してみると，当事者のモチベーションが高まることがあります。例えば，治療者が診察室にあるゴミ箱を触り，その手で全身を触って，特に何も恐ろしいことが起こらないという状況を，当事者にみせてあげましょう。注意として，あまり過激なことをやると，当事者から引かれてしまうので，ほどほどにしましょう。治療者ではなく，より当事者に近い存在である当事者の家族に実演してもらったほうが，良い場合もあります。

3 計画変更もある（柔軟に対応しよう）

上記のようなスモールステップの表を作り，計画的に曝露反応妨害法をおこなっていきましょう。ただし，計画は途中で変わることもあります。場合によっては，不安階層表のステップを入れ替えたり，新しいステップを追加したりすることもあります。律義にやる必要はありませんので，柔軟に対応していきましょう。治療者や主治医がいる場合は，相談しながら，段階的に曝露反応妨害法に挑戦し，「強迫行為をせずとも，不安は自然と小さくなる」という慣化を体験してみてください。

【ワーク5-4】不安階層表を作ろう

具体例を参考にし，不安階層表を作成してみましょう。

ステップ7（ゴール）	
ステップ6	
ステップ5	
ステップ4	
ステップ3	
ステップ2	
ステップ1	

第6章

周りの人は
どう対応したらいいの？

再保証を求める行動への対処法

1. 再保証を求める行動とは

再保証を求める行動は，主に家族などの信頼できる他人を巻き込んだ強迫行為です。典型的な例として，確認をする際に「これで大丈夫？」と家族に何度も質問したり，手を洗った後に「綺麗になった？　汚れが残ってないよね？」と質問したりする行動です。また，質問ではなく，他人に注意深くみていてもらう（監視役になってもらう）といった要求をすることもあります。当事者の再保証に対して，例えば家族から「大丈夫だよ。綺麗になっているし，絶対に汚れてないよ」「しっかりみているよ」と応じてもらえると，当事者は一時的に安心することができます。しかし，このやり取りは，強迫の悪循環と同じことが起きてしまいます（第1章-4）。当事者は，安心できるからこそ，不安になる度にその保証を求める行為を他人に求めるようになり，それが強迫行為へと発展してしまいます。

① 再保証を求められた側の対応

Challacombe et al.（2011）の自助テキストや小堀（2017）の文献を参考にし，再保証に対して家族ができる対応例を説明します。例えば，当事者から「大丈夫かな？」と質問されたら，次のような対応を試してみましょう。

1）共感してあげて気持ちを落ち着かせる　すぐに「大丈夫だよ」と安心させる言葉を返したり，「何度も同じことを聞かないで！　それじゃあ強迫の悪循環は治らないよ」と指摘したりするのではなく，まずは当事者の気持ちに共感してみましょう。「手が汚れているのか気になって不安なんだね」「そのことが気になって頭から離れないのはつらいよね」といった言葉をかけてみて，当事者の気持ちを汲み取りながら，少し落ち着くまで話を聞いてあげましょう。

2）再保証による悪循環のメカニズムをリマインドする　「再保証のやり取りをすることで，一時的に安心するが，一方で，強迫の悪循環が維持されてしまい，結果，当事者が苦しんでしまうことになる」ことをリマインドしてみましょう。このリマインドをする際に使う言葉も，あらかじめ話し合って準備しておけると良いでしょう。例えば，再保証という言葉はあまり馴染みがないかもしれませんが，あえて専門用語を使用したほうが「本に載っていたあの症状だ」という認識がしやすいこともあります。そのため，あえて「再保証」という専門用語をお互いに使い，そういった症状があることをリマインドさせるのも良いでしょう。例えば，以下のようないい方があるでしょう。

今の質問は，この前一緒に学習した「再保証」という症状じゃないかな？（リマインド）。質問に答えてもいいんだけれど，その前にちょっと，再保証について話し合ったことを振り返ろうか。こういったやり取りを今まで何度もしてきたけど，私がここで“大丈夫”と答えてしまうと，その時は一時的に安心するんだよね。でも，一時的に安心できるからこそ，安心を求める再保証が止められなくなって，強迫が続いてしまうんじゃなかった？（再保証の悪循環についてリマインド）

3）過去の成功体験をリマインドしながら苦労を労う／賞賛する　「分かっているけれど不安が収まらない」という当事者の気持ちを理解しながら，今まで頑張ってきたことを労い，賞賛しましょう。過去の成功体験（行動実験や慣化が成功したエピソード）をリマインドしながら，賞賛を与えると良いでしょう。

今とても不安なのに，それでも，強迫を治そうと頑張っているんだったよね。この前，手洗いの回数が減らせて，とてもすごいと思ったよ。最初はつらかったみたいだけど，だんだんと不安に慣れることができたね。その時と同じように，今回も不安に慣れる練習をしてみるのはどうかな？　先延ばしする作戦（第１章-11）を使ってみても良いかもよ？

4）代替行動（別の行動）の提案　強迫行為や再保証の代わりになる，別の行動を提案してみましょう。別の行動としては，単純に楽しいと思える気晴らしや，何かに集中できるような活動が良いでしょう。家族からしたら，忙しい時は大変でしょうが，それでも「強迫が悪化するよりはマシだ」と考えてみて，当事者の気晴らしに付き合うことも良いでしょう。

あなたの再保証に対して答えることはできないけれど，代わりに何か別のことをやってみない？　一緒に散歩しながら買い物でも行く？　スマホで一緒に動画でもみてみようか？

5）再保証に対して上記のような対応をすることを事前に話し合っておく　何も話し合いをせずに，唐突に上記のような対応を家族や周囲の人間がするのではなく，再保証を求めたい時に，どのようなサポートやコミュニケーションをすることが有効そうなのかを，**事前に両者で話し合っておきましょう**。例えば，別の行動や気晴らしとして，どのようなことができそうかを話し合っておけると良いでしょう。

6）それでも再保証をしてしまった場合　うまくいかなくとも，お互いがっかりし過ぎず，長い目でみて取り組んでいくことが大切です。また，最終的に当事者が再保証をしてしまったとしても，再保証を少しでも先延ばし（遅延）できたことを賞賛できると良いでしょう。先述したように，「少しでも強迫行為を遅延することができた」という体験は，強迫行為をするタイミングを自分で決めることができたという意味において，意義があるものです（第1章-15-[1]）。衝動に身を任せて直ちに強迫行為をしてしまうことなく，強迫を遅延させられたことを労ってみましょう。

2. 再保証を与えるレベルを調整する

再保証に対する行動実験や曝露反応妨害法をおこなう場合，「完全に止める」という目標に最初から挑戦するのは，難易度が高いと感じてしまうかもしれません。そこで，当事者に与える再保証のレベルをスモールステップにし，最終的に再保証を完全に止めるという段階を設ける方法があります。以下，再保証を止めるためのスモールステップの具体例です。

1）車で人をうっかり轢いてしまったのではないかと心配しているノリさん　ノリさんは，車を運転している時に，うっかり人を轢いてしまったのではないかと心配で「大丈夫だったよね？」と助手席の家族に何度も再保証を求めてしまいます。この再保証を段階的に止めるため，ノリさんと家族は，次のようなステップを作成し，再保証を少しずつ止めるための曝露反応妨害法を実施することにしました。

表6-1　ノリさんの再保証に対する曝露反応妨害法のステップ

ステップ5（ゴール）	再保証に対して，家族は「大丈夫」と答えない（反応したとしても，第6章-1のように反応する）。
ステップ4	再保証に対して，家族は「そうね，今じゃなくて，家に着いたらいうね」と応答する。家に着いて再保証を求められたら，家族は「100％正確には分からないけれど，たぶん大丈夫」と応答し，当事者が再保証を先延ばしできたことを賞賛する。
ステップ3	再保証に対して，家族は「そうね，今じゃなくて，15分後にいうね」と応答する。15分後に再保証を求められたら，家族は「100％正確には分からないけれど，たぶん大丈夫」と応答し，当事者が再保証を先延ばしできたことを賞賛する。

ステップ2	再保証に対して，家族は「そうね，今じゃなくて，5分後にいうね」と応答する。5分後に再保証を求められたら，家族は「100％正確には分からないけれど，たぶん大丈夫」と応答し，当事者が再保証を先延ばしできたことを賞賛する。
ステップ1	再保証した場合，家族は「100％正確には分からないけれど，たぶん大丈夫」と応答する。

2）不潔恐怖のため家族に再保証をしてしまうミヤさん　ミヤさんは，「手洗いをする際に，家族に見守ってもらう」という再保証を求めてしまいます。この再保証を止めるため，ミヤさんと家族は，以下のようなステップに分けて，再保証を段階的に止めていく曝露反応妨害法を計画しました。

表6-2　ミヤさんの再保証に対する曝露反応妨害法のステップ

ステップ5 （ゴール）	手洗いをしている場面をみてもらうのを止める。もし再保証してしまったとしても，家族は「大丈夫」と答えない（反応したとしても，第6章-1のように反応する）。
ステップ4	手洗いをしている場面を，最初から最後までずっとみてもらうのではなく，「最後の仕上げ」の部分だけみてもらうようにする。
ステップ3	手洗いをしている場面を，最初から最後までずっとみてもらうのではなく，「最初と最後の仕上げ」の部分だけみてもらうようにする。
ステップ2	手洗いをしている場面を，家族に「ちゃんと」みてもらうのではなく，テレビやスマホをみながら適当にみてもらう。
ステップ1	今までよりも離れた位置から家族に手洗いをみてもらうようにする（3メートル以上離れてみてもらう）。

【ワーク6-1】再保証のステップを作ろう

具体例を参考にし，再保証に対する曝露反応妨害法のステップを作成してみましょう。

ステップ5 （ゴール）	
ステップ4	
ステップ3	
ステップ2	
ステップ1	

あとがき

本書は，これまで私が強迫症の患者さんに認知行動療法を実践してきて，特に効果的だった内容を厳選し，まとめたものです。多くの研究が示しているように，認知行動療法は強迫症の治療に有効です。別にそれは，私じゃなくても，ちゃんとした専門的トレーニングを受けた人であれば，効果があるものでしょう。ただ，全ての患者さんを認知行動療法で治療できるかというと，そうではありません。無念なことに，これまで私も，満足に改善させてあげられなかった患者さん達がいます。この本を書いている時も，それらの人々の顔が頭に浮かびました。「もっとこうしていれば……」「あの時なんでこれができなかったのだろうか」と，何度も思います。そういう意味で，強迫症の病態理解や治療的アプローチは，さらなる発展が必要であり，より良い物を患者さん達に届けなければいけないと，本書を書き終えて改めて思いました。

末筆ですが，本書の編集を担当してくださった金剛出版の藤井裕二様，浦和由希様，執筆に協力してくださった遠藤奏夏さん，そして拙著を手にとってくださった読者の方々に心より感謝申し上げます。

2025年1月

石川亮太郎

文 献

Challacombe F, Salkovskis PM & Oldfield VB（2011）Break Free from OCD : Overcoming Obsessive Compulsive Disorder with CBT. Vermilion.

Clark DA (2004) Cognitive-Behavioral Therapy for OCD. New York : Guilford Press.

小堀修（2017）「巻き込み」から治療者を解放する——強迫症が家族と治療者に及ぼす影響とその対応．精神科治療学 32（4）; 503-508.

Ishikawa R, Kobori O & Shimizu E（2014）Development and validation of the Japanese version of the obsessive-compulsive inventory. BMC Research Notes 7 ; 306,

Moritz S（2010）How to treat the untreated : Effectiveness of a self-help metacognitive training program（myMCT）for obsessive-compulsive disorder. Dialogues in Clinical Neuroscience 12（2）; 209-220.

Moritz S & Hauschildt M（2016）Metacognitive Training for Obsessive-Compulsive Disorder（myMCT）: A self-help book（3rd ed.）. VanHam Campus Press.

Ougrin D（2011）Efficacy of exposure versus cognitive therapy in anxiety disorders: Systematic review and meta-analysis. BMC Psychiatry 11（1）; 1-13.

Purdon C & Clark DA（1994）Perceived control and appraisal of obsessional intrusive thoughts: A replication and extension. Behavioural and Cognitive Psychotherapy 22（4）; 269-285.

Rachman S（2003）The Treatment of Obsessions. Oxford University Press.

サルコフスキス，P［小堀修，清水栄司，丹野義彦ほか 監訳］（2011）．強迫性障害への認知行動療法——講義とワークショップで身につけるアートとサイエンス．星和書店．

Waite PL & Williams TI（2009）Obsessive Compulsive Disorder: Cognitive Behaviour Therapy with Children and Young People. Routledge.

参考文献

Bennett-Levy G, Butler M, Fennell A et al. (Eds.) (2004) Oxford Guide to Behavioural Experiments in Cognitive Therapy. Oxford University Press.

林潤一郎，杉山佳寿子，勝倉りえこほか（2013）ケースプレゼンテーションⅠ「コミュニケーション強迫」の病態と治療――コミュニケーション強迫という見立てに基づく認知行動療法で治療が進展した1症例．精神療法 39（5）；656-665.

石川亮太郎（2017）強迫症に対する認知療法――その方法と効果．精神科治療学 32（4）；485-489.

森山成彬，原田誠一 編（2016）メンタルクリニックでの主要な精神疾患への対応［2］不安障害，ストレス関連障害，身体表現性障害，嗜癖症，パーソナリティ障害（外来精神科診療シリーズ part II 精神疾患ごとの診療上の工夫）．中山書店.

Stott R, Mansell W, Salkovskis PM et al. (2010) Oxford Guide to Metaphors in CBT : Building Cognitive Bridges. Oxford University Press.

Whittal ML, Thordarson DS & McLean PD (2005) Treatment of obsessive-compulsive disorder : Cognitive behavior therapy vs. exposure and response prevention. Behaviour Research and Therapy 43 ; 1559-1576.

Wilhelm S (2006) Cognitive Therapy for Obsessive-Compulsive Disorder : A Guide for Professionals. New Harbinger Publication.

読者特典として，本書で紹介されている各章のワークシートを金剛出版ホームページからダウンロードできます。下記のURLにアクセスしてダウンロードしてください。

https://www.kongoshuppan.co.jp/files/2068.pdf

パスワード：kongo2068

著者略歴

石川 亮太郎（いしかわ りょうたろう）

大正大学臨床心理学部臨床心理学科 准教授。公認心理師，臨床心理士，博士（医学）。
一般社団法人 MCT-J ネットワーク 理事，千葉駅前心療内科 心理師。
これまで精神科病院，心療内科，大学病院といった現場において，強迫症や不安症の当事者を対象にした認知行動療法を実践してきた。同時に，強迫や不安といった問題がどのように維持・悪化されるのかを解明するための研究に従事してきた。
好きな食べ物は，タコスやケバブ。趣味は，プロ野球観戦と映画鑑賞。

強迫症に対する認知行動療法ワークブック
安全・安心を求めるのが止められないトラップからの脱出

2025年 2 月 1 日　印刷
2025年 2 月 15日　発行

著者 ―― 石川亮太郎

発行者 ―― 立石正信
発行所 ―― 株式会社 金剛出版
〒112-0005 東京都文京区水道1-5-16　電話 03-3815-6661　振替 00120-6-34848

装丁◉戸塚泰雄（nu）　装画◉ムラサキユリエ　組版◉石倉康次　印刷・製本◉モリモト印刷

ISBN978-4-7724-2068-6 C3011　©2025 Printed in Japan